AF359263

LETTRES

CONTENANT DES ESSAIS ſur l'Hiſtoire des Eaux Minerales du Bearn, & de quelques-unes des Provinces voiſines, ſur leur nature, difference, proprieté ; ſur les Maladies auſquelles elles conviennent, & ſur la façon dont on doit s'en ſervir.

ADRESSÉES

A MADAME DE SORBERIO,

A PAU EN BEARN.

Par, Mr. THEOPHILE DE BORDEU le Fils, Medecin-Chirurgien, Docteur de Montpellier.

A AMSTERDAM,

Chez les Freres POPPE', Libraires.

M. DCC. XLVI.

Se vend,

A MONTPELLIER,

Chez le Sr. GONTIER, Libraire, à la Loge.

PREMIERE
LETTRE.

Madame,

J E me flatte que vous ne trouverés pas mauvais, que je vous adresse mes Essais, sur l'Histoire des Eaux Minerales qui sont les plus connuës, dans nôtre Province; vous m'avez permis de vous écrire, quel sujet pourrois-je trouver, plus digne de vôtre attention?

L'éclat de vôtre reputation me fit d'abord rechercher avec empressement l'honneur de vous entretenir, je fus assez heureux, pour y parvenir, & je vis avec surprise, que l'étenduë de vos connoissances, la vivacité, &

la solidité de vôtre esprit, étoient au-dessus de ce que la Renommée en publioit.

Pemettés-moi de vous le dire : la Philosophie doit se féliciter de trouver chez vous un azile ; elle étoit inconnuë autrefois, aux personnes de vôtre sexe, celles de vôtre naissance, se faisoient gloire d'ajoûter le mépris à l'ignorance ; mais aujourd'hui la plus belle, & la plus charmante moitié du monde, se pique avec succès, d'en être aussi, la plus spirituelle, & la plus sçavante.

Quel bonheur pour un Philosophe du Bearn de pouvoir vous compter au rang de ces Dames Illustres, qui ont fait rougir par leurs talens des hommes qui avoient eu la foiblesse, de se croire les seuls propres à devenir les confidens de la Nature.

Mes Lettres, dans ce qu'elles ont de Phisique, ne vous apprendront peut-être rien de nouveau ; les Phénomenes qui en font le sujet, sont répandus dans la Province ; quelle apparence qu'ils ayent échapé à l'éxactitude de vos recherches ? Mais

je dois inſtruire ceux de ma Pro-
feſſion des richeſſes utiles que renferme nôtre Païs, je ſerai par-là,
engagé dans quelque diſcuſſion, que
ceux qui vous connoiſſent ne croi-
ront jamais au-delà de vôtre portée;
d'ailleurs quelques abſtraites que paroiſſent les matieres de nôtre Art,
elles ne ſont pas plus rebutantes que
toutes les autres parties de la Philoſophie, elles ſont même plus inte-
reſſantes, & auſſi ſuſceptibles d'a-
grémens; heureux ſi j'avois ſçû les
leur prêter!

Je le ſerai aſſez ſi vous daignés
recevoir avec bonté, les idées d'un
Jeune Homme qui a l'honneur d'ê-
tre avec un très-profond reſpect,

MADAME,

Vôtre très-humble & très-
obéïſſant ſerviteur.
B * * * * *.

II. LETTRE.

Madame,

Rien n'eſt plus commun que l'uſage des Eaux ſalutaires, que la Nature ſemble avoir pris plaiſir, de prodiguer dans un Païs, dont le climat eſt d'ailleurs aſſés diſgracieux, les malades y accourent en foule de toutes parts, & ſont preſque toûjours gueris, ou ſoulagés de leurs infirmités ; l'on peut même avancer que le peu de ſuccès qu'ils en éprouvent quelquefois, dépend le plus ſouvent, ou du choix peu réflechi, des ſources dont ils ſe ſervent, ou de la méthode peu reguliere avec laquelle il les employent.

Cette conſideration m'a engagé à m'inſtruire avec exactitude, des proprietés de ces differentes Eaux ; des maladies auſquelles elles peuvent convenir, & de la façon dont on doit s'en ſervir : j'ai crû faire plaiſir aux Médecins étrangers, en leur faiſant part de tout ce que j'ai pû ramaſſer de plus utile à ce ſujet.

Je ne prétens pourtant pas forcer leur ſuffrage, ils pourront penſer autrement que moi, je n'exagererai pas même pour m'excuſer, les difficultés inſeparables du ſujet que je traite.

J'avoüerai auſſi ingenûment, que je dois beaucoup aux lumieres des fameux Praticiens que j'ai conſulté ſur les lieux ; il m'arrivera peut-être quelquefois de m'écarter de leur ſentiment, mais ce ſera toûjours ſans deſſein prémedité, & dans la ſeule vûë de m'attacher à ce qui me paroîtra le plus vrai.

Si l'on attaque ma maniere d'écrire, je prendrai la liberté de n'y pas faire attention ; ce ſera là ſans doute le partage de nos Petits-Maîtres ; nous en avons de Puriſtes, perſonne ne l'ignore, ils s'étudient trop à faire remarquer leur adreſſe à trouver l'occaſion de placer une penſée brillante, & de répandre par tout les fleurs de la plus fine litterature.

Le plus court avec ces Meſſieurs eſt de les laiſſer gronder à leur aiſe, je me contenterai de les prier de

faire reflexion , qu'il n'est donné
qu'à quelques genies heureux d'écrire
joliment , en instruisant , & qu'il est
souvent dangereux , de vouloir imiter de trop grands modéles.

Renfermé dans ma Sphére étroite,
effrayé du sort des Singes de Fonte-
nelle, j'écrirai à ma façon ; vôtre goût
délicat , ennemi de toute affectation ,
excusera chez moi des défauts , qui
m'appartiendront , & riroit sans doute de ceux que j'irois à grands frais
emprunter d'autrui ; dans ma suivante j'aurai l'honneur de vous parler de l'origine des Fontaines ; j'ai
celui d'être,

MADAME,

Vôtre &c.

III. LETTRE.

Madame,

Tous les Phisiciens conviennent
assés aujourd'hui , que les Montagnes sont comme les reservoirs , d'où

la plûpart des sources prennent naiſ-
fance, auſſi trouve-t'on des Fontaines
en abondance, dans preſque tous les
Vallons ; nos Pyrenées nous fourniſſent une quantité prodigieuſe
d'Eau, mais comment? La choſe
n'eſt pas aiſée à expliquer, je me
répens preſque de vous avoir promis,
de le faire dans ma précedente.

Vous n'ignorez pas, j'en ſuis aſ-
ſuré, qu'à parler de bonne foi, nous
n'avons rien d'aſſez poſitif ſur cet
article ; mais vous voulez ſçavoir ce
que je penſe ſur une queſtion, ſur
laquelle les plus grands Philoſophes,
ſe ſont exercés depuis long-tems : eh
bien, Madame, il faut vous obéïr.

Le fameux Ariſtote prétendoit
que les ſources qui jailliſſent ſur la
ſurface de la terre, n'étoient autre choſe, qu'un amas de parties
d'air, qui s'étoient unies dans des
grottes ſoûterraines ; d'autres Philoſophes veulent que ce ſoit la Mer
qui fournit à toutes ces ſources ; les
Eaux, diſent-ils avec *le Sage*,
aboutiſſent à la Mer pour en reſſor-
tir ; enfin la plus grande partie des
Phiſiciens ſoûtiennent que les Eaux

de pluye, suffisent pour entretenir toutes nos Fontaines.

Voilà trois opinions qui ont eu chacune, plus ou moins de Partisans; il faut avoüer que le pauvre Aristote perdit les siens, dans l'échec que reçut dans le siécle passé sa Philosophie. Je ne sçaurois pourtant m'empêcher de dire à sa gloire, qu'un des plus grands Phisiciens de nôtre siécle, crut par un tems fort serein, & très-froid, apercevoir quelque coagulation de l'air; il voyoit voltiger dans une Chambre ou le Soleil donnoit à plein de petits glaçons, qu'il reconnut ensuite être formés par les parties d'eau, qui étoient dans l'atmosphere, mais il avoüé qu'il soupçonna que l'air s'étoit congelé; est-ce qu'Aristote, ne pouvoit pas avoir vû le même Phénomene, quoiqu'il n'ait pas été assez exact pour nous l'apprendre, & y a-t'il grand mal qu'il aye crû sur cette matiere, une chose que l'on a soupçonnée de nôtre tems?

D'ailleurs n'est-il pas démontré que l'air charrie une grande quantité d'eau? Autant ou plus même dans le tems serein & qui nous paroit sec que lorsque les Brouillards paroissent à l'œil ? L'Athmosphere n'est-elle pas un cahos, une pepiniere de corps très-differens, de sels, d'huiles, & de métaux ? Si l'on pouvoit tirer d'une quantité determinée d'air, tout ce qu'elle contient d'étranger, ne la reduiroit-on pas à presque rien ?

De plus, l'air lui-même est absorbé par toute sorte de liqueurs, plus ou moins, il paroit y perdre sa nature, il y est sans y agir, comme oisif, sans s'y manifester, que par artifice, il est décomposé comme on parle aujourd'hui ; qui auroit crû qu'il pouvoit se dépoüiller de son activité, & devenir, pour ainsi dire, une vraye partie de la liqueur qui l'absorbe ?

Il faut l'avoüer, si le Philosophe Grec, avoit étudié sous nos Maîtres, il auroit peut-être trouvé de quoi rendre son avis probable ; tous ces Phénomenes sur la nature de l'air, tous ces Paradoxes, fondés sur les experiences les plus averées, auroient pû lui fournir quelque raison au moins apparente.

. Cependant avec la permiſſion du très-vénérable Ariſtote, ſon opinion n'eſt pas de miſe aujourd'hui, perſonne ne s'eſt encore aviſé, que je ſçache, de faire revivre ſur ce point, l'ancienne Philoſophie, elle eſt à la mode pour bien des choſes, mais le tour de la tranſmutation de l'air en eau n'eſt pas encore venu ; on peut s'attendre à tout, il pourra venir.

Nous ſoûtenons néanmoins que la fluidité & l'élaſticité ſont les proprietés les plus eſſentielles de l'air, il les conſerve dans un froid quarante fois plus grand qu'aucun froid naturel ; avec quelque force qu'on le comprime il demeure inalterable, & les changemens Phiſiques qui détruiſent le tiſſu de tous les autres corps, ne font que le faire reparoître avec ſes qualités ordinaires ; il faut cependant convenir qu'il paroit par quelques obſervations, pouvoir être changé en corps ſolide ; c'eſt ce que des Phiſiciens ont déduit de la prodigieuſe quantité d'air que fournit le calcul animal.

Voilà, Madame, la Phiſique de

nos Maîtres ; ceux du tems paſſé vouloient toûjours en être crus ſur leur parole, aujourd'hui l'on nous laiſſe libres juſques à un certain point ; mais quand on nous parle d'une experience, n'eut-elle été faite, que par deux ou trois perſonnes de poids, il faut nous rendre, & né pas raiſonner beaucoup ; les immenſes Magazins de faits que que l'on a recuëilli dans ces derniers tems, ferment la bouche ; il eſt permis de ſe ſervir de ce que l'on y trouve, je l'ai fait comme tant d'autres !

Mais je ne me ſuis point piqué de la préciſion peut-être trop ſcrupuleuſe de nos Modernes ; j'éviterai auſſi le langage, & la méthode qu'ils employent ; ſi j'allois moi-même me ſervir, de quelque calcul ou de quelque expreſſion algebrique, on ne manqueroit pas de dire chez nous que je veux faire peur aux gens.

Il ſeroit pourtant bien à ſouhaiter que l'on ſe donnât la peine de prendre dans nôtre Province quelque teinture des Mathématiques, elles ſont

ſi néceſſaires ! Si à la mode par
tout ailleurs ! Et il y en auroit pour
quelque tems, avant qu'on ne fût
venu en Bearn à l'excès de ceux à qui
l'on a reproché de rendre la Phiſique
trop obſcure, & trop chargée, à force de vouloir l'éclaircir, par des
calculs multipliés.

Dans ma ſuivante j'examinerai
les deux autres opinions ſur l'origine des Fontaines.

J'ai l'honneur d'être,

MADAME,

Vôtre, &c.

❖❖❖❖❖❖❖❖❖❖❖❖❖❖❖❖❖❖❖❖❖❖

IV. LETTRE.

Madame,

Les Partiſans du ſecond ſentiment
ſur l'origine des Fontaines prétendent, comme j'ai eu déja l'honneur
de vous l'écrire, qu'elles viennent
toutes de la Mer; quoiqu'ils apu-
yent leur opinion de l'autorité de
l'Ecriture, on ſçait aſſez que ce Di-

vin Livre s'accommodant à la façon de philosopher de son tems, il est permis de ne pas le suivre sur des matieres problématiques.

Cette opinion nous a été transmise, par les Grecs, j'aime à lui voir une naissance aussi illustre qu'à la premiere : Pytagore comparoit la terre à un grand animal, & suivant sa maniere de penser, les Eaux qui alloient & qui venoient, par ses entrailles, ressembloient aux humeurs qui se meuvent dans le corps des autres animaux.

Nous serions donc des Cirons auprès de ce Monstre, & dans le cas présent, on pourroit nous comparer à tous les vermissaux contenus dans les cavités de nôtre corps, qui amuseroient sans doute un Philosophe assez heureux pour les entendre, s'ils vouloient avec aussi peu de lumieres que nous à proportion, raisonner, & bâtir des sistémes, sur l'origine des sucs qui les arrosent à chaque instant.

Quoiqu'il en soit, cette seconde opinion ne manque pas de vraisemblance, on peut l'assûrer, elle a choifi un refervoir qui pourroit fournir long-tems ; la Mer ne paroit pas facile à tarir, elle a tout au plus à craindre ce que propofoit cet Ancien qui vouloit la boire, fi l'on arrêtoit tous les courans qui s'y déchargent.

Mais on n'eft pas d'acord fur la façon dont on prétend que la Mer fournit l'Eau aux Fontaines : fans vous ennuyer par de longues difcuffions, je dirai d'après Mr. Defcartes, qu'il paroit affez vraifemblable que l'Eau de la Mer, étant parvenuë à certaine diftance dans la Terre, trouve des feux qui l'élevent jufqu'au fommet des plus hautes Montagnes, & il n'eft pas impoffible de concevoir que l'Eau falée s'adoucit en fe filtrant, & par les mélanges, les mouvemens, les fublimations, & les effervefcences qu'elle fouffre.

Le troifiéme fentiment eft le plus fuivi : on a calculé que l'Eau qui tombe dans un Païs fuffit, pour fournir à toutes les fources, & vous n'aurez point de peine à concevoir que cela eft très-poffible, fur tout chez nous ; tous les Sçavans conviennent affez de la vraifemblance de cette Hypothéfe, il en eft même qui la croyent fûre ; mais contentons-nous du vraifemblable, ce n'eft pas peu fur l'article ; les preuves qui tombent fous les fens d'un chacun fuffifent pour la foûtenir : ne fe forme-t'il pas chaque jour de nouvelles Fontaines, & la plûpart n'augmentent-elles pas pendant les pluyes ? Les longues féchereffes n'en tariffent-elles pas plufieurs ? Celles qui refiftent viennent fans doute de quelque grand refervoir.

Il eft à prefent queftion de fe déterminer ; pour moi je ne trouve point d'inconvenient à foûtenir les deux opinions reçûës, à en faire un feul fiftéme, elles s'aideroient mutuellement, l'on pourroit mieux refoudre toutes les difficultés, & expliquer les Phénomenes dont le détail n'eft pas la matiere d'une Lettre.

J'ofe donc croire, Madame, que la Mer & les pluyes entretiennent toutes nos Sources ; la Mer pouffe les Eaux vers le centre de la terre, & les feux foûterrains les repouffent vers la surface, celle-ci laisse passer l'Eau des pluyes qui va se ramasser dans des reservoirs, & se distribuer dans les Canaux qui la conduisent jusques aux endroits d'où elle jaillit.

Tels sont dans la Montagne du *Tremaulet*, les Lacs d'où prennent naissance *la Dour*, & le *Gave* de *Pau*, & dans les Montagnes *d'Ossau*, ceux d'où naît le *Gave d'Oleron*: les Rochers forment de grands bassins, continuellement pleins, ceux-ci s'entretiennent par la fonte des neiges, qui font déborder les courans quand elles tombent en quantité vers le Printems; & qui fondant tous les jours regulierement, à proportion que le Soleil s'éleve, changent aussi chaque jour, presque à la même heure, les Eaux du Gave d'Ossau.

C'est de cette façon que je crois pouvoir réünir les deux sentimens, qui n'ont peut-être rien de faux, qu'en ce qu'il semble que leurs Partisans prétendent qu'ils s'excluent mutuellement : je vous ai souvent entendu dire, que les Phisiciens devroient imiter les Abeilles, qui ne composent leur miel le plus doux que

des sucs combinés des fleurs differentes.

J'ai l'honneur d'être,

MADAME,

Vôtre, &c.

✦✦✦✦✦✦✦✦✦✦✦✦✦✦✦✦✦✦✦✦✦✦

V. LETTRE.

Madame,

Je suppose que nous sçavons assés
quelle est l'origine des Fontaines, il
faut à present découvrir d'où elles
tirent leurs qualités, pourquoi certaines Sources sont-elles chaudes plus
ou moins

Il faudroit des discussions fort longues pour examiner les sentimens de
tous les Philosophes ; l'envie de faire
des découvertes les a toûjours en-
gagés, dans des examens qui sont
peut-être au-delà de leur sphére.

On pourroit être étonné, de nous
voir chercher comment ce qui est

dans les entrailles de la terre s'é-
chauffe , tandis que nous ne ſçavons
pas aſſez clairement , comment l'Eau
que nous expoſons nous-mêmes au feu,
acquiert un certain dégré de chaleur.

Sçavez-vous , nous diroit-on , à
parler de bonne foi , ce que
c'eſt que le feu , ce que c'eſt que
cette chaleur ? Vous , Cartheſien ,
vous avez recours , à vos mouvemens de vibration ; l'Eau devient
chaude parce qu'elle eſt mûë en tous
ſens , par une matiere inſenſible ;
mais d'où vient que quand l'Eau
bout une fois elle n'aquiert plus de
chaleur enſuite ? Eſt-ce qu'en augmentant le feu , on ne peut pas lui
donner plus de mouvement ? D'où
vient que l'huile qui eſt plus legere
que l'Eau peut devenir plus chaude,
de beaucoup de dégrés ? Et vous Neu-
toniſte vous prétendez que les parties de chaque corps attirent plus ou
moins les corpuſcules du feu, qu'elles
ont plus ou moins d'analogie avec
les particules ignées ; autres paradoxes !

Laiſſons , Madame , les Pyrro-
niens s'égarer , & floter dans leurs

doutes, il ne convient pas d'être trop rigide ; vous fçavez mieux qu'un autre le fort & le foible des Neutoniftes, & des Cartheſiens ; après avoir donné pour des verités éternelles, ce qu'ils s'imaginent, ou ce qu'ils concluent de quelques Phénomenes, après s'être mutuellement fait une certaine quantité d'argumens uſez, ils finiſſent par les injures, & chacun perſiſte dans ſa façon de penſer.

Vous n'aimez point ces ſortes de diſputes, mais auſſi ne faut-il pas tomber dans un pirroniſme trop outré ; il n'eſt pas permis à tout le monde de penſer d'une certaine façon, même ſur les matieres de Phiſique ; il n'y a qu'à ne s'engager dans aucun parti, on ſeroit infailliblement forcé de ſoûtenir quelque abſurdité ; mais on doit imiter les Medecins ; nous ſçavons prendre ce qu'il y a de bien clair dans chaque Secte, il eſt rare d'en voir qui donnent tête baiſſée, dans les idées d'autrui. Pour ce qui eſt de la chaleur des Eaux Minerales, nous nous croirons aſſez inſtruits quand nous fçaurons s'il y a fous terre, des feux comme les nôtres, ou fi les Eaux s'échauffent par des effervefcences.

Il y a des feux foûterrains, perfonne n'en doute, plus on avance vers le centre de la terre, & plus on trouve des endroits chauds, c'eft auffi un fait démontré chez les Sçavans. On eft donc en droit de fuppofer que s'il paffe de l'Eau dans les lieux plus proches de ce même centre, ou dans des endroits voifins des feux qui font fous la terre, elle s'échauffe plus ou moins; ne peut-on pas auffi croire que ces deux caufes peuvent échauffer nos Fontaines?

On fçait d'ailleurs qu'une pâte, faite à la façon de Mr. Lemery, avec l'Eau, & parties égales de limaille de fer & de fouffre pulverifé, s'échauffe jufqu'à jetter des flammes : n'y a-t'il pas une terre en Angleterre, qui échauffe l'Eau dans laquelle on la plonge ? Il peut y avoir d'autres matieres que nous ne connoiffons pas, & qui ont la même vertu, n'en voilà-t'il pas plus qu'il n'en faut pour fe faire, comme l'on dit, un fiftéme fur l'article ? Et comme il n'y a pas précifement, que je fçache, plus de feux foûterrains dans les endroits où l'on voit jaillir des fources chaudes ; comme auffi il eft affez difficile de concevoir que le fer & le fouffre, ayent dans la terre, les qualités & les proportions qu'il faut pour faire l'experience de Mr. Lemery, &c. j'aime mieux croire que l'eau de la Mer trouve des canaux qui la conduifent à une certaine diftance du centre, où elle s'échauffe, & d'où elle eft repouffée, en confervant la chaleur que nous apercevons.

Par ce moyen j'ai une caufe invariable, & qui ne nous met plus en peine, de donner la torture à l'imagination fur la durée des fources chaudes ; peut-être même viennent-elles toutes par cette voye de la Mer, tandis que les Eaux douces & froides, viennent des pluyes.

Je ne parle pas de ceux qui croyent que l'Auteur de la Nature, a créé les fources chaudes ; car enfin où feroit leur refervoir ? Comment s'entretiendroit-il ?

Je crois pourtant qu'une Eau Minerale eſt un vrai mixte, & dont la Nature prend ſoin, chacune d'elles charrie ſon mineral particulier; on peut s'imaginer, qu'une Eau chaude paſſant ſur des couches de terre, impregnées de telle ou telle matiere, en emporte avec ſoi certaines portions, & de là naiſſent les Eaux ferrugineuſes, & ſouffrées, comme j'aurai lieu de le dire dans la ſuite.

J'ai l'honneur d'être,

MADAME,

Vôtre, &c.

❖❖❖❖❖❖❖❖❖❖❖❖ ❖❖❖❖❖❖❖❖

VI. LETTRE.

Madame,

Les Naturaliſtes rangeoient autrefois toutes les Eaux Minerales ſous deux claſſes, ils les diviſoient en thermales ou chaudes, & en acidules qui contenoient un eſprit, ou

un

un fel acide , il a plû à Mr. *Hofman* grand Medecin Allemand , de nous deffiller les yeux ; il démontre que ce qu'on prenoit pour des Sels acides , eft au contraire un Sel Alkali ; de façon qu'il dérange cette belle divifion qui fut long-tems en vogue , & la fource de plufieurs erreurs.

On a fait de nouvelles Claffes , de toutes les Eaux du Royaume ; mais je crains que quelque Sçavant ne fe mette dans l'efprit de reformer tous ces arrangemens ; il en eft qui trouvent à redire à tout , & je fuis d'avis que nous diftinguions les Eaux, en chaudes, & froides minerales ; nous aurons occafion dans les fuites de connoître ce qui entre dans leur compofition.

Nous remarquerons en attendant , d'après des gens d'autorité , qu'il n'y a point d'Eau Minerale, qui contienne du plomb, de l'étain, de l'antimoine, de l'argent, & de l'or.

Il y a des qualités communes à toutes les Eaux chaudes Minerales , elles font toutes un peu plus chaudes, plus actives le matin que le foir ; la nuit que le jour, l'Hyver que l'Eté, & cela eft naturel ; moins la terre tranfpire, plus les pores font ferrés par le froid, plus auffi les efprits des Eaux fe concentrent, avec la chaleur, il n'eft pas impoffible de comprendre ce Phénomene, & d'en donner raifon.

Mais ce qui me paroit difficile à expliquer, c'eft que les Eaux Minerales ne font pas fur les organes du goût, & du tact, les mêmes effets que l'Eau commune chaude au même degré d'un Thermometre connu ; d'où vient cette difference ? Eft-ce que les parties de feu contenuës dans l'Eau Minerale, font trop fubtiles ? Et ne devroient-elles pas par cela-même être plus pénétrantes ? Cependant il y a des matieres très-tendres comme l'ozeille qui refiftent à l'action de ces particules, qui en font fletries à peine, & qui font bientôt cuites dans l'Eau commune chaude au même degré : avec ceci de fingulier, que cette Eau commune fe refroidit beaucoup plûtôt que la Minerale.

Elle perd plus vite une chaleur plus active, elle a une chaleur plus

âpre, qui s'évapore, qui fe diffipe, &
celle de l'Eau Minerale fe concentre,
& l'abandonne avec peine, comme
s'il y avoit quelque lien qui l'y re-
tînt, & qui ne la laiffat agir, que
pour fe montrer, pour ainfi, dire,
pour fe faire connoître, fans faire
des effets que l'on attend; quels
paradoxes !

Cette Eau Minerale a la vertu de
rarefier la liqueur d'un Thermometre autant que cette Eau commune ;
elles font donc également chaudes ;
mais la commune fait plus d'éffet
fur nos fens, & fur certains corps
que nous y plongeons, elle fe refroidit plus vite, l'experience le démontre, il n'y a rien à dire; quel
champ pour un Phificien éclairé !
comment trouver le nœud de toutes ces difficultés? Et comment rendre raifon, d'où vient qu'une Eau
Minerale chaude n'a pas plus de
difpofition pour boüillir, que l'Eau
commune froide, cela paroit in-
croyable, il faut pourtant autant
de tems pour faire boüillir l'une
que l'autre, on a fouvent fait l'ex-

perience, & j'ai exposé à un feu égal la même quantité d'Eau Minerale refroidie, de la chaude, & de l'Eau commune, elles ont boüilli en même-tems à peu de chose près.

Je sçai que l'on dit que les parties des Mineraux sont la cause de tous les effets extraordinaires, cela est vrai ; mais n'y auroit-il pas du feu de plusieurs especes ? Quelle est la qualité qui en fait l'essence, ou la nature ? Par où se ressemblent-ils ? Par ou different-ils ?

Il y a des Phisiciens qui croyent que la lumiere & le feu sont peut-être des corps differens, ils sont souvent unis, & separés quelquefois, le fer, par exemple, peut être très-chaud, sans qu'il éclaire, les rayons de la Lune rassemblés par un miroir ardent, ne manifestent aucune chaleur, pourquoi n'y auroit-il pas des feux qui rarefieroient une liqueur autant qu'un autre feu, & qui n'auroient pas la vertu de se faire autant sentir à nous ?

On a aussi remarqué que toutes les Eaux Minerales chaudes, ou froides contiennent une substance très-

active, & très-subtile, qui s'évapore en peu de tems, c'est, dit-on, cet
esprit universel, répandu dans les
entrailles de la terre, qui donne aux
Eaux leur vertu, il les vivifie ; il
fait leur portion la plus noble, &
la plus essentielle, celle qui anime,
pour ainsi dire, tout le reste.

Quelques Phisiciens ne veulent
pas entendre parler de ces êres volatils, qui échapent même à l'i-
magination ; aussi il n'est pas facile de déterminer pourquoi cet esprit répandu par tout ne se fait pas
sentir par exemple, dans l'Eau
commune ; quelle est cette matiere
qui l'attire si fortement ? On pourroit dire qu'il se manifeste plus ou
moins dans tous les corps, chaque
mixte en contient, chacun a sa
sphére, où ses corpuscules, les plus
actifs s'étendent ; Il est sûr au moins
que les Eaux minerales, contiennent une matiere qu'elles laissent
échaper en peu de tems, c'est
cette vapeur que l'on sent à la
source, qui fait casser les vaisseaux
où l'on transporte l'Eau, s'ils sont
trop serrés, & qui exige que l'on

ufe des précautions dont nous parlerons dans la suitte.

Ne feroit-ce pas ce que *Mr. Hartfoeker* attribuë de particulier à chaque Mixte; qu'on ne dife point, qu'il n'eft rien de plus obfcur, nous n'avons point de peine à en convenir, & je me fouviens toujours, qu'un des plus grands hommes du fiecle, dit, que la nature n'eft 'pas auffi peu compofée qu'on le croit communement. Je fuis fi pénétré des profondeurs des ouvrages de l'Eftre fuprême, qu'il me femble qu'on ne fçauroit être affez refervé pour établir des loix générales, chaque fiécle détruit, ce qu'il y a de plus reçû dans le précedent; par exemple, ne convient-on pas affez chez tous les nouveaux Philofophes, qu'il eft conftant que tout animal vient d'un œuf qui le contenoit en petit, comment; outre plufieurs autres raifons, fans donner la torture la plus forte à fon efprit, confilier cette opinion, avec l'obfervation d'un nouveau Philofophe; c'eft un Botanifte Hollandois, qui a trouvé un animal qui étant coupé en plusieurs parties, lui a donné plusieurs animaux, de la même espece, chaque partie ayant repris vie ; on prétend avoir trouvé des vers dont la moindre portion reprend tête & queüe, en peu de tems, on en a divisé en bandes, qui devenoient chacune un ver comme le premier, & qui n'étoient differens, qu'en ce qu'ils étoient plus ou moins effilés ; on en a trouvé, que l'on retournoit du dedans en dehors, comme un gand ; enfin on a observé qu'il y a une espece de ces insectes, qui porte de chaque côté des prolongemens qui grossissent, & qui s'etendent, comme des racines, ou des branches, & forment ensuite des animaux semblables à la mere.

Ce sont là des observations que l'on nous donne pour vrayes ; j'ai l'honneur de vous les communiquer, comme je les ai reçûës de plusieurs bons Phisiciens, dont je respecte les décisions, je me reserve pourtant le droit de me retracter s'il est besoin.

Mais je suis sûr d'avoir observé, qu'une des extrêmités d'un gros ver

de terre étant coupée le tronc repouſſe une autre extrêmité qui eſt
gréle, & tendre, pendant long-
tems; tous nos Jardiniers prétendent
que ces gros vers coupés ſe repren-
nent; tout le monde ſçait que les
pates d'un écriviſſe reviennent, on
prétend que le ver ſolitaire, dont
l'origine n'eſt pas connuë, repouſſe
& ſe ralonge, pourvû que ſa tête
reſte dans le corps de celui qui le
porte, il ſemble que quand on lui
coupe, quatre ou cinq aunes de
ſon corps, on lui donne de nouvelles forces, comme à un fruitier
que l'on émonde; un de mes amis
m'a même aſſûré avoir coupé la tête à une mouche, à qui elle étoit
revenuë; je ne l'ai point crû, mais
toutes ces experiences font trembler,
& doivent bien dérouter un quelqu'un qui a ſon ſiſteme fixe; il eſt
plus d'un Phenix, ſi l'on alloit aujourd'hui ſe mettre dans l'eſprit,
de marcoter certains animaux, de
les enter ou écuſſonner; en verité
ce ſeroit un plaiſant ſpectacle: j'ai
l'honneur d'être,

MADAME,

Votre, &c.

VII. LETTRE.

Madame,

Quoique tout le monde éprouve l'utilité des Eaux, il n'est personne qui soit plus en état d'en rechercher les proprietés que les Médecins ; personne n'y est plus obligé : nôtre maître Hypocrate nous le recommande dans plus d'un endroit ; qu'est-il en effet de plus digne de nôtre attention ? Sans parler de l'Eau commune dont les usages sont si étendus ; pouvons-nous ignorer les qualités de tant de sources minerales ?

Et pour nous renfermer dans celles de nôtre Païs, devons-nous d'abord remarquer que nous n'en avons point de ces extraordinaires, qui jettent dans la rage & dans la fureur, qui empoisonent, qui changent, dit-on, ce que l'on y jette en métaux, qui éteignent une chandele allumée , la premiere fois qu'on la plonge dans l'eau , & qui la ralument à la seconde , & d'autres dont les Historiens nous parlent.

Nous n'en avons que de propres à guerir nos infirmités, il n'est point de remede aussi étendu & aussi sûr; rien ne rétablit aussi bien le jeu & le ressort des parties du corps ; rien ne pénetre mieux les filieres les plus déliées, où des liquides privés du mouvement nécessaire à la vie se ralentissent , & s'épaississent ; rien enfin ne tempere plus doucement des humeurs effarouchées, ou des solides trop tendus, pourvû qu'on les employe dans des cas convenables.

Mais, il faut l'avouër, plus les Eaux minerales paroissent salutaires, plus elles sont faciles à prendre, plus aussi sont-elles pernicieuses, quand on en use sans précaution; il est sur ce point des abus que l'on devroit reformer , ce me semble.

Je ne parle pas de ceux qu'ont introduit les differentes façons de penser des Medecins; il y a deja long-tems , que l'on a crû s'apercevoir que leurs temperamens, l eu rs paſſions, & ſurtout leur prévention, les portent à favoriſer tel ou tel remede au préjudice de tout autre. Je ne dirai pas que l'on accuſe ceux de nôtre Capitale, d'avoir chacun ſes Eaux qu'il préconiſe aux dépens de toutes les autres ; ils ne penſent pas qu'un ſeul & même remede convient à tous les maux, ils ſçavent s'accorder dans l'occaſion , & toûjours pour ce qui convient aux malades.

Je voudrois au moins que l'on arrêtât la paſſion que tant de perſonnes ont pour ordonner ; ce ne ſont que précieuſes, que fades plaiſans, que de prétendus gens d'eſprit, qui ſans la moindre connoiſſance de l'économie animale, ou de ce qui lui convient, oſent ſe décider en maîtres, briguer, pour ainſi dire, des pratiques à la ſource qui a gueri miraculeuſement Madame la Marquiſe, ou Mr. le Baron ; il n'eſt perſonne qui ne ſe croye aſſés fort pour inſinuer un petit mot d'ordonance, un coup de dent contre le Medecin ordinaire, un eloge pompeux de celui qu'on protege, tout eſt mis en œuvre, que n'entreprent-on pas, quels reſſorts ne met-on pas en uſage ? Les Payens avoient-ils tant de tort de cacher la Medecine, ſous les voiles de leur fauſſe religion ? Avec quelle audace un quelqu'un oſe-t'il raiſonner ſur ce qu'il n'entend pas ? Tandis, qu'un Medecin, honnête-homme, tremble, un ignorant décide tout, rien ne l'arrête ; qu'il y a bien de malades qui ſont la victime de leur credulité !

Et ce qu'il y a de ſingulier, c'eſt que cette façon de penſer s'étend chez le vulgaire le plus groſſier : j'ai vû une femelette qui après avoir fait dix lieües à pied, par un tems fort chaud, alla tout de ſuite boire vingt & cinq gobelets d'Eau Minerale très-chaude, & très-purgative, elle eut une diſſenterie des plus opiniàtres ; une autre ſe mit dans l'eſprit de plonger ſa tête dans un bain très-chaud, & d'y reſter juſqu'à ce qu'elle crachât le ſang; combien n'y a-t'il pas de pauvres gens qui crevent, pour ſe trop gorger d'Eau, qu'ils payent, diſent-ils, aſſés cherement, pour en boire une bonne doſe !

Il me semble qu'il seroit à propos, que des Magistrats attentifs reformassent des abus pareils; pourquoi permettre que qui ce soit prenne des remedes sans le conseil d'un Medecin? J'ai vû quelquefois avec compassion, les funestes effets qu'ont produit la crédulité, ou la forte envie de guerir chez des malades, qui se seroient fort bien rétablis s'ils eussent été traités comme il faut.

Il est encore des gens, à qui leur métier donnant un libre accès auprès des malades, ordonnent le plus souvent, des Eaux qu'ils ne connoissent pas assez la plûpart; je crois que le plus court est de les instruite, le Public ne souffre que trop de toutes les disputes qui nous separent, je ne vois rien de si mal entendu que ces divisions, elles ne servent qu'à aigrir les partis; faut-il que parce que quelques-uns d'entr'eux, que l'orgüeil & l'avarice maîtrisent, oublient leur devoir, les Medecins donnent dans des travers nuisibles, à la societé? Je profiterai toûjours de ce que je trouverai de bon de quelque part que cela me vienne, & je ne cacherai jamais rien, ſur-tout à des gens qui voyent & qui traitent tous les jours des malades, on connoit ce qu'ils peuvent ſçavoir, plus ils diront avoir fait merveille, plus ils ſe vanteront eux-mêmes, & plus auſſi je tacherai ſans nulle affectation de leur aprendre des choſes dont ils auront beſoin tôt ou tard, je m'y crois obligé par les motifs les plus preſſans : tant de pauvres gens dans nos campagnes ſont-ils en état d'avoir des Medecins, où en ſeroient-ils, ſi quelqu'un ne pouvoit ſuppléer dans les cas les plus ordinaires ? Les tems pourront changer :

J'ai l'honneur d'être,

MADAME,

Vôtre, &c.

VIII. LETTRE.

Madame,

Bien des raisons m'engagent à commencer par les Eaux *d'Ossau*, vous avez dans ce Canton, des Domaines qui vous mettent à même de les connoître plus particulierement ; c'est mon Païs natal, un bon Patriote doit être naturellement porté pour les siens.

Nôtre Vallée est sans doute une des plus vastes, & des plus agréables ; plus elle paroit affreuse tout d'un coup, & plus les gens faits à la Plaine sont étonnés de la hauteur de nos Montagnes, plus aussi sont-ils surpris de la beauté & de la fertilité de nos valons ; les Pyrennées mêmes qui paroissent tout d'un coup steriles, fournissent des biens immenses, tout s'y trouve, l'agréable pour les curieux, & l'utile pour les infirmes.

Il n'est point d'air aussi pur, & je

ne doute pas que l'on ne pût l'ordonner , comme un préservatif contre bien des maux , & même comme un remede , surtout dans le tems chaud, lorsque la fraîcheur de ces aimables Forêts , & de tant de Ruisseaux , si clairs, jointe à la tranquillité de la solitude peuvent mettre l'esprit en repos & rétablir l'harmonie & la paix qui font la vie du corps & celle de l'ame.

Je parlerai d'abord des eaux que l'on appelle *Bonnes* , *aiguës bonnes* , mon pere les a le plus mises en vogue , on les appelle souvent les eaux de *Bordéu*, elles se trouvent dans un endroit , sur lequel vous avez des prétentions , à un quart de lieüe du Village *d'Aas* , dans un Valon entouré des plus hautes Montagnes.

J'ignore la façon dont on les trouva, il y a sans doute long-tems qu'elles font connuës , on ne fait pour l'ordinaire que des contes sur toutes ces découvertes , le vulgaire aime le mistere en tout, je me souviens seulement que le vieux *Ologaray* en parle comme des Eaux dont on se servoit de son tems , M. de Marca en parle aussi.

Quoiqu'il en foit , il y a trois Sources dans les eaux bonnes ; la premiere
que l'on nomme la *Vieille* , a un tuyau pour boire , & un autre pour un
bain , elle eft affez abondante , prefque au pied d'une Montagne ; la feconde , ou la *Neuve* , eft un peu plus
baffe , le long d'un Ruiffeau nommé
la *Soude* , qui va joindre le *Gave* ;
celle-cy n'a point de bain , elle a été
racommodée dépuis peu par les ordres
des Commiffaires des Etats ; & la troifiéme enfin, que l'on nomme *d'Ortechg* ,
eft à cent pas environ de deux autres fur l'autre côté de la Montagne ;
outre cela on entend , & on trouve
de l'eau de la même nature , qui fe
perd dans plufieurs fentes des Rochers.

L'Eau de toutes ces fources , qui
font apparemment des filets de la
même , eft affez égale , elle eft claire
& limpide, charriant pourtant certains
flocons blanchâtres , & petillant dans
le verre , qui fe remplit de petites
bulles , qui après bien de mouvemens , vont éclater fur la furface.

On la trouve onctueufe , graffe
& très-douce , elle eft tiéde , elle

fent les œufs cuits, & n'a pas une
fi mauvaife odeur que les couvés,
au contraire certaines gens font fla-
tés de l'odeur quelle répand, & qui
fe fait fentir au loin; tout le monde ne trouve pas fon goût défagréa-
ble, & on s'y accoûtume facilement,
il eft doux, éguifé d'un petit montant legerement vineux, & fucré,
qui défaltere, & qui lui enleve cette pefanteur, ou cette *vappidité* de
l'Eau commune, chaude au même
degré.

Les Canaux & les pierres fur lefquelles l'Eau paffe font enduits de
g'aires comme de blancs d'œuf,
étant fechées; elles brûlent, & fentent le fouffre, que l'on fent auffi,
en aprochant de la fource, fur tout
par un tems couvert; on trouve
auffi quelque peu de fediment, jau-
nâtre dans les endroits ou l'Eau
peut croupir, ou fur les linges, ou
les œufs, qui y trempent long-tems;
elle paroit décraffer l'or, elle noircit
l'argent, commençant par lui donner
une couleur brun rouge, qui vient
par degrés, jufqu'à la noirceur, ou
plûtôt jufqu'à la couleur du plomb,

qui dure, ce me femble, plus long-tems, avec ces Eaux, qu'avec toutes les autres que je connois, & qui met auſſi plus de tems à s'imprimer.

L'Eau mêlée a la teinture de noix de gale, noircit aſſez vite, en con-ſervant quelque tems une nuance rouge, mêlée à l'eſprit de vitriol à celui du vin, ou du vin lui-même, & à l'hüile de tartre, elle ne manifeſ-te aucun mouvement.

Elle ne change point le lait, elle rougit tout d'un coup, & paroit rarefier le ſang humain, qui reprend en peu de tems ſa conſiſtance, à peu de choſe près; étant expoſée à un feu lent, ce qui s'éleve ſent fort peu le ſouffre, il ſe forme une pel-licule, & il reſte après l'évapora-tion totale, une matiere blanchâ-tre, qui paroit être la quatre cen-tiéme partie du total; cette ma-tiere eſt un peu ſalée, elle ne don-ne point des marques d'acidité, au contraire elle paroit boüillonner avec des liqueurs acides, & ſe diſ-ſout facilement dans l'Eau, dans laquelle elle dépoſe un peu de terre inſipide.

De tous ces Phénomenes je con-
clus que nos Eaux contiennent, du
souffre, comme l'odeur, le goût,
& l'inflammabilité, des glaires le
démontrent, sans parler de la teinture de l'argent.

Il paroit aussi qu'elles charrient
quelques parties de fer, & quoique le changement, de couleur, en
ajoûtant la poudre de noix de gale,
ne soit pas une assez forte preuve,
puisque l'Eau commune noircit,
quand on l'y mêle, comme je l'ai
éprouvé, cependant les sédimens
jaunâtres, que l'Eau dépose, font
une preuve suffisante, de la presence
du fer, qui se trouve aussi dans le
residû avec le couteau aimanté.

Ce fer joint au souffre, peut com-
poser dans l'Eau, une espece de vitriol que la nuance rouge de la teinture des noix, de gales indique, se-
lon les ¡Auteurs, & qui, s'il y en a, est
sans doute en très-petite quantité,
puisque cette rougeur ne dure presque pas.

Enfin, nous avons dans les Eaux
bonnes, une terre poreuse, fort di-
visée, & une espece de sel dont il

n'eſt pas aiſé de définir la nature, ſur tout elles contiennent beaucoup de cette partie ſpiritueuſe volatile dont j'ay déja parlé, dans ma *6me. Lettre*, & qui emporte apparemment, ce ſel un peu piquant, qui ſe fait ſentir au goût, cette huile qui rend l'odeur plus vive.

Le total eſt ſavoneux & huileux, les mineraux en ſont extrêmement ſubtils, ce ſont des molecules prodigieuſement diviſées, qui ont beſoin de quelque tems pour faire leur effet, comme ſur l'argent, mais qui pénetrent mieux les pores les plus affinés ; ils ont été tant battus, tant foüetés, par les élaborations inteſtines, & par les chûtes à travers les rochers, qu'ils n'ont rien conſervé de groſſier, ou qui ne fût très actif.

Dans ma ſuivante j'aurai l'honneur de vous parler de la vertu de nos Eaux ; j'ai celui d'être,

MADAME,

Votre, &c.

IX. LETTRE.

Madame,

Il faut divifer en deux claffes, les maladies qui peuvent être traitées par les Eaux bonnes ; je comprens dans l'une celles pour lefquelles on a déja fait l'épreuve, & dans la feconde celles qui me paroiffent le plus aprocher des premieres ; c'eft le moyen, je crois, de ne rien avancer au hazard ; & on ne pourra point m'accufer, de donner pour des faits, des chofes, qui ne font peut-être que dans mon idée.

Commençons dabord par faire un détail des infirmités gueries, par le fecours de nos Eaux, il fera aifé de conclure qu'en pareil cas on doit employer le même remede ; & je crois qu'il eft inutile, de declarer que je n'avance rien que fur bonne autorité, je me fers furtout des experiences de mon Pere, & de celles des autres grands Medecins, que j'ai été en oc-casion de voir.

Premierement, il est de notorieté publique, que les Eaux bonnes, sont un des meilleurs vulneraires, que l'on connoisse; elles conviennent pour toute sorte de vieille playe, qu'elles détergent à merveille, si elle n'est point entretenuë par quel-que virus particulier; elles aident la suppuration, & elles sont excel-lentes pour toutes les caries.

Il n'est point dans la Province un Medecin qui ne les employe, avec autant de confiance, que le meil-leur digestif artificiel; on ne voit aux Eaux, que des vieux ulceres; j'ai même remarqué, que la confian-ce, que l'on a pour leur efficacité, est un peu outrée; on doit operer sur le malade, faire les ouvertures, & les incisions nécessaires, pour qu'il n'y ait aucun sinus, au-cun clapier, qui empêche le remede de pénetrer, & la playe de se pur-ger; j'ay vû des cas qui auroient demandé des operations, ausquelles les malades ne vouloient pas consentir, parce qu'on leur avoit trop fait esperer des Eaux, il est aussi des ulceres fomentés par quelque défaut de la masse des humeurs; ce sont des liqueurs gâtées par quelque levain pernicieux, des vaisseaux trop affaissés, trop gorgés, on doit commencer à combattre ces sortes de maladies par des spécifiques, pour que les Eaux Bonnes puissent mordre.

Secondement, mon Pere a par devers lui des observations particulieres, il a vû trois ou quatre malades, qui étoient sur le point de se faire faire l'operation de la fistule au fondement; il leur a ordonné les Eaux Bonnes, en injection & en boisson, & ils ont été dispensés de tout autre secours, étant gueris radicalement; ceci n'est-il pas merveilleux? On ne doit pas douter, que ces malades ne fussent dans le cas de l'operation, d'habiles maîtres étoient d'avis qu'on la fît.

Quoique les fistules ne soient à proprement parler que des ulceres, ausquels nos Eaux conviennent, comme je l'ai déja dit, le cas est pourtant singulier, & il seroit à

souhaiter

souhaiter, que tous ceux qui ont le malheur d'être atteints de cette maladie, commençaffent par tenter notre remede, qui n'eft ni auffi douloureux, ni auffi perilleux que l'operation, & qui peut-être convient en autant de cas.

Troifiémement, tous les Medecins qui connoiffent nos Eaux, fçavent qu'elles font bonnes pour certains Pulmoniques; on en a vû quelques-uns, qui après avoir craché, le pus & le fang, ont été, finon gueris radicalement, au moins délivrés d'une mort prochaine; & ceux qui font ménacés de cette maladie, fe trouvent à merveille de l'ufage des Eaux, ils font entretenus dans un embonpoint qui pafferoit bientôt fi on les abandonnoit à eux-mêmes.

On a foin dans ces cas d'ufer de nos Eaux fort long-tems, on les prend, en fuivant la diette convenable, à petites dofes, & il faut les couper avec du lait, avec quelque boüillon, quelque fyrop, ou quelque décoction adouciffante, fuivant l'avis du Medecin ordinaire.

Quatriémement, on a gueri par

l'ufage des Eaux bonnes, des perfonnes qui étoient actuellement, at-
teintes de la fiévre hectique, qui
étoient d'une maigreur furprenante,
& dans cet état que nous apellons
Marafme; des Hypocondriaques s'en
font bien trouvés, comme auffi des
femmes attaquées de paffion hyfte-
rique.

Cinquiémement, on s'en fert avec
fuccès, contre les maux de tête ha-
bituels, contre les rhumes récens &
inveterés, contre l'afthme, contre
toutes les maladies de l'eftomac,
contre les pâles couleurs, les fiévres intermittantes, les rhumatifmes, &
toute forte d'obftructions, qui ne
refiftent gueres à ce remede, fi on
l'employe dans des tems convenables, lorfque la maladie n'a pas pris
le deffus. Enfin on fe fert des Eaux
Bonnes toutes les fois qu'il eft néceffaire d'adoucir des humeurs trop
âcres, de les temperer, quand elles
font effarouchées, & de les animer
lorfquelles font lentes, & vifqueu-
fes; de relacher des folides trop tendus, de leur redonner même leur
ton naturel, quand ils l'ont perdu,

& de rétablir cette équilibration,
entre les vaiſſeaux & leurs humeurs,
qui fait que les circulations, les ſe-
cretions, & les digeſtions, ſubſiſtent dans leur état naturel.

Tous ces effets dépendent aſſez
de la differente doſe des Eaux, que
l'on donne aux differens temperammens ; s'ils paroiſſent oppoſés, & ne
pouvoir pas être produits par une
même cauſe, on doit s'en prendre
à la foibleſſe de nos lumieres, qui
ne nous permet point, de connoître
la façon d'agir d'un remede, qui a
des uſages ſi étendus, & qu'on peut
regarder, comme un Prothe qui ſçait
toûjours parvenir au but que la nature a en vûe, quand elle n'eſt pas
abſolument vaincuë par la force du
mal.

Pour moi je crois que les Eaux
bonnes agiſſent ſur tout, en donnant
au ſang, ſes eſprits, cette chaleur vi-
tale qu'il pert quelquefois, plus ou
moins, quand des ſucs âcres détruiſent le tiſſu de ſes parties, ou que des
levains viſqueux l'empêchent d'agir :
les Eaux bonnes l'animent & le délayent, en lui fourniſſant une huile vo-

latile, qui le rend plus propre à touttes les fonctions, sur tout à la réaction & au boüillonnement, dont il a besoin, pour contre-balancer l'effort des solides, pour les faire agir euxmêmes, & pour entretenir le mouvement perpetuel, qui fait la vie.

J'ai l'honneur d'être avec un trèsprofond respect,

MADAME,
> Votre, &c.

--- ❖ ❖ ❖ ❖ ❖ ❖ ❖ ❖ ❖ : ❖ ❖ ❖ ❖ ❖ ❖ ❖ ---

X. LETTRE.

MADAME,

Vous avés vû dans ma précedente une liste des principales maladies que l'on traite avec nos Eaux : dans celle-ci j'indiquerai celles qui me paroissent pouvoir ceder au même remede : le raisonnement bien fondé, s'il n'est pas aussi sûr que l'experience, ne nous trompe cependant point, quand nous nous tenons

bien fur nos gardes , & que nous
avons foin de ne pas nous éblouïr
par l'amour de nos propres idées ;
il feroit à fouhaiter que tous ceux
qui prennent à tache de vanter l'utilité
d'un remede , diftinguaffent toûjours
avec foin ce qu'ils ont obfervé ,
d'avec ce qu'ils croyent poffible :
quand on ne veut tromper perfonne , on dit les chofes comme elles
font ; je ne doute nullement , que
l'on ne fe foit fervi des Eaux
Bonnes dans les cas , & de la façon
que je vais le raporter ; mais comme
cela n'eft pas encore affez parvenu
à ma connoiffance , je ne prens fur
moi que le foin d'indiquer ce qui
me paroît vraifemblable ; ce que
je ferois pour mes malades , & pour
moi , fi l'occafion s'en prefentoit.

En premier lieu ; je fuis fi con-
vaincu que nos Eaux font vulneraires , que je ne ferai jamais difficulté
de les employer dans toute forte
de vieille Playe ; je bannirai toutes
ces compofitions , vrais ragouts *ara-
bes* , qui ne font que pour la pompe
de l'art ; je leur fubftituerai nôtre
Baume naturel ; je ne dis pas qu'il

ſuffiſe toûjours, mais je ne me laſ-
ſerai point d'inſiſter à noyer l'ulcere, à l'humeƈter continuellement
avec un Eau ſi Balſamique, & ſi
pénetrante, j'en ferai prendre interieurement, pour que cette roſée
que la circulation porte dans la playe,
ſoit adoucie, vivifiée, & purgée de
tout aigre, qui pourroit empêcher
l'union des grains charnus, qui
doivent toûjours être dans un état,
qui leur permette de ceder à la force
des humeurs, ſans que cependant ils
ſuccombent, & qu'ils s'affaiſſent.

On ſe ſert de nos Eaux en Bain,
comme en boiſſon, & en injeƈtion:
je penſe qu'elles conviennent à toutes
les maladies de la peau, aux dartres,
gales, & taches, qui viennent toûjours d'une tranſpiration gâtée,
que les Eaux bonnes adouciſſent,
en diviſant toutes les concrétions,
qui peuvent boucher les orifices des
vaiſſeaux, en humeƈtant les écailles
qui ſe durciſſent ſouvent, qui gé-
nent les humeurs, & les font croupir dans les petits reſervoirs, qu'elles corrompent, en ſe gâtant elles-
mêmes, par un trop long ſéjour:

pourroit-on trop laver ce qui eſt comme l'égout, où la plus grande partie des excremens doit paſſer? La peau n'eſt qu'un crible, qu'il faut entretenir, dans ſa propreté; qu'eſt-il de plus efficace, de plus pénétrant, & de plus commode que nos Eaux? On ſent avec délice, dans le Bain, cette huile qui rend la peau d'une ſoupleſſe toute naturelle; & ſi l'on a ſoin de les boire, en ſuffiſante quantité, il en va toûjours, à la partie malade, & il n'eſt point affaiſſement, obſtruction, ou concretion, qui reſiſte au choc des particules de l'Eau, qui viennent du dedans & du dehors; elles abbattront tout obſtacle, qui ne ſera pas fomenté, par quelque levain, qui demande une attention ſinguliere.

Eh ſecond lieu, il me ſemble, que je ne ſçaurois aſſez inſiſter ſur les obſervations de mon Pere : quel bonheur, ſi on pouvoit trouver un remede qui épargnât, & les douleurs, & les riſques de l'operation. Ceux qui ont des fiſtules, pourroient-ils ne pas tacher de ſe ſoulager ſans qu'il leur en coûtât ſi cher?

Et les Medecins peuvent-ils s'empêcher d'essayer, des secours qui ne
sont point risquenx, & qui peut-
être se trouveroient souvent éficaces?
Sur tout, puisque pour l'ordinaire
on ne perd pas grand chose pour
attendre dans ces occasions. Qu'on
ne me dise point qu'il en est qui demandent le fer & le feu, j'en con-
viens; mais combien de fistules n'y
a-t'il pas qui gueriroient, par le
moyen d'une simple contr'ouverture,
en dégageant un peu l'ulcere, & en
se servant des Eaux Bonnes? En un
mot il faut tenter, on ne risque
rien, & sur ce pied, on doit employer nôtre remede pour les fistules la-
crimales, celles même où il y a carie,
les ulceres aux oreilles, au nez, à
la bouche, au col, pour les fistules
à la poitrine, pour les empiemes,
les fleurs blanches, les dissenteries
opiniâtres, les ulceres des reins &
de la vessie, &c.

Je me souviens même d'avoir oüi
dire à mon Pere qu'on pourroit
peut-être s'en servir, au lieu de ce
qu'on employe communément, pour
faire des injections, dans le ventre

des hydropiques, après que l'on en a tiré l'Eau, qui y croupiſſoit ; effectivement il y reſte toûjours une lie, que les Eaux bonnes emporteroient : d'ailleurs les Eaux des hydropiques ne s'épanchent-elles pas par la déchirure de quelque vaiſſeau ? Ces petites déchirures sont-elles incurables ? La nature ne tend-elle pas à les cicatriſer : pourquoi ne pas l'aider : que font nos plus gros ulceres, qu'un compoſé de pluſieurs infiniment petits ? Tous doivent être égaux, aux yeux d'un homme qui connoit la compoſition du corps humain, le remede qui convient aux plus grands, convient de même aux plus petits, & je ne vois nul inconvenient, à uſer des Eaux bonnes, dans les cas où l'on ſoupçonne une acrimonie *Scorbutique*, un levain *Ecrouëlleux*, qu'elles combattent : j'ai oüi dire qu'elles avoient gueri des *Cancers*.

En troiſiéme lieu, on pourroit être ſurpris que je recommande les Eaux Bonnes, dans la pulmonie : mais, je le repete, ce n'eſt qu'après des experiences bien conſtatées, que j'avance des faits importans pour l'Hiſtoire de la Médecine : certaines gens ont beau dire, qu'il n'eſt aucun remede, qui puiſſe ſoulager les pauvres Malades qui ont les poulmons affectés ; les obſervations nous prouvent le contraire, non point que nous prétendions donner pour un ſpecifique géneral ce qui ne convient peut-être qu'à certains cas ; mais qu'on s'étudie à les diſtinguer ces cas, d'avec ceux qui ſont incurables, s'il y en a.

Cependant la raiſon nous dicte que quoique l'on ſuppoſe, il y a toûjours des embarras dans les vaiſſeaux, dans les glandes pulmoniques de ceux qui ont cette maladie ; ſouvent ce ſont des ulceres qu'il s'agit de déterger, & de mener à cicatriſation, les obſtructions ſont-elles indiſſolubles dans le poûmon ? Qu'a-t'il qui doive le priver des ſecours reconnus pour utiles ? Les fondans conviennent dans tout autre embarras, dans quel que partie qu'il ſe trouve, & l'on veut les dérober au poûmon, qui ſçauroit les employer mieux que toute autre partie , les Battemens innombrables , les mouvemens aufquels li eft fujet , aideroient & éguiferoient même la vertu du remede : je ne vois dans les vifceres de la poitrine que nerfs , que vaiffeaux , que des preffoirs multipliés à l'infini ; ils ne font faitsque pour que les humeurs ne s'embarraffent point dans leurs couloirs, & s'ils font vaincus quelquefois par la refiftance des liquides, fi ceux-ci font groffiers , & concrets , qu'y a-t'il qu'à augmenter la force des vaiffeaux , qui fe trouvent arrëtés par une trop forte refiftance , s'ils font délicats cés vaiffeaux , s'ils font très-tendres ; auffi employe-t'on des incififs très-legers & très-benins , qui n'agiffent qu'à la longue ; les Eaux bonnes d'ailleurs adouciffent les humeurs & les divifent ; elles le portent vers la peau , qui eft quelquefois deffechée dans cette maladie ; elles ont une huile prodigieufement affinée , qui ramolit les folides mêmes , qui font en *Eretifme* refferrés compliqués les uns fur les autres.

Si l'on ne néglige point l'équitation fi recommandée , par les grands

maîtres on multiplie les fecours, &
les tremouffemens qui viendront enfin à dégager tout ce qui eft en-
gorgé. Le petit-lait que l'on employe fouvent eft trop *douceâtre*,
trop aqueux, il peut nuire quelque
fois en laiffant prendre pied à des obftructions qui demandent quelque
chofe de plus actif, & en dérran-
geant l'eftomach ; le lait épaiffit un
peu les humeurs, & il convient toûjours mieux fi l'on l'éguife avec nos
Eaux ; c'eft en faifant un mêlange de
lait, & des Eaux bonnes que l'on
doit tout efperer ; c'eft une methode
nouvelle qu'un grand Medecin Alle-
man a mife en vogue, les connoiffeurs
la recommandent, on ne fçauroit
affez la loüer.

Il dépend d'un Medecin de fe fervir des Eaux pures ou mêlées, avec
la quantité de lait qu'il juge, fuivant qu'il veut plus ou moins fondre
ou adoucir ; mais il ne dépend pas de
lui, quelque façon de penfer qu'il ait,
de négliger nos Eaux, qui font ad-
mirables par tant d'endroits, furtout
pour les maladies de la poitrine ...
Se fent-on par exemple pris de quelque

rhume ? Quatre ou cinq li vres de nos Eaux font expectorer une matiere qu'elles meuriffent en peu de tems . . . . . Les Afthmatiques devroient en faire leur boiffon ordinaire ; j'aurai occafion de le dire ailleurs.

En quatriéme lieu , il eft des états qui font comme un épuifement to-ral , une chûte , un affaiffement de toutes les parties qui font à même de fuccomber , fans le fecours de l'art , ce font des infirmités que l'on pourroit attribuer au genre nerveux, ces confomptions aufqu'elles les Anglois font fi fujets ; ils doivent efperer infiniment des Eaux qui ont un Baume pénétrant , qui révivifieroit leurs humeurs , qui rétabliroit leurs folides , en les humectant , & les nourriffant , en rouvrant la plûpart des petits vaiffeaux , qui font deffechés , conftipés , & alterés.

Je vois auffi des convalefcens qui après avoir effuyé des maladies fort aiguës languiffent un certain tems, ils font foibles , & abatus ; j'oferois avec beaucoup de précaution pourtant , leur ordonner nos Eaux, qui avec une nourriture proportionnée ,

reveilleroient la nature engourdie,
& qui paroît comme prendre halei-
ne, après un long combat; le sang
apauvri a besoin de reparer la perte
de ses esprits.

Ce que l'on nomme vapeurs, influë
dans presque toutes les maladies du
sexe; ce sont des tensions dérrangées,
des spasmes particuliers, des convulsions, qui donnent aux humeurs des
mouvemens irréguliers : nos Eaux rétablissent la paix & l'équilibre nécessaire ; il est facile de conclure de-là
qu'elles conviennent à plusieurs maladies des Femmes qui ne sont souvent que des vapeurs, qui sçavent
se déguiser, & prendre certaines ap-
parences qui en imposent.

Cinquiémement, je suis persuadé
qu'on doit se servir des Eaux bonnes,
dans les palpitations de cœur, les
vertiges, les surdités, les paralisies,
épilepsies, & toutes les maladies qui
peuvent être produites, par quelque
concretion *Polipeuse* par un sang grossier, dépourvû du vehicule nécessaire ;
elles corrigent les défauts des limphes
digestives ; & comme elles sont quelquefois purgatives, elles emportent

les mauvais fermens qui dépravent l'appetit, & qui font defirer des alimens extraordinaires; elles conviennent pour les coliques habituelles : & comme on a éprouvé leur vertu dans les rhumatifmes, les douleurs & les tremblemens, je penfe qu'elles feroient utiles contre la goutte, comme je le dirai ailleurs; je les employerois dans les cangrenes, & dans les grands ulceres, avec le Quina, dont on a éprouvé depuis peu la vertu contre la cangrene, & que j'ai éprouvé moi-même à Pau, avec beaucoup de fuccès, comme tout le monde le fçait; je les couperois tantôt avec des adouciffans, tantôt avec de forts incififs, j'en ferois la bafe de plufieurs ptifannes, boüillons, &c. Elles conviennent dans les fiévres intermittantes, lorfqu'il eft néceffaire d'employer des *martiaux*; furtout je m'en fervirois avec des *febrifuges* fur des fujets qui ont les poitrines délicates; j'ai vû donner des émetiques des plus forts, dans ces cas, non par des Medecins, mais par des gens, qui ne fçavent point que ce n'eft pas tout

que d'étoufer la fievre ; il faut auffi
connoître les effets des remedes que
l'on donne, leur façon d'agir, le
corps humain, que l'on doit pour
ainfi dire parcourir pour diftinguer
par où il péche, & quelle eft la
partie qu'il faut épargner. Nous
ne nous lafferions jamais de leur
apprendre ce qu'ils doivent faire ;
on ne leur demande pas même un
aveu par lequel ils croiroient perdre le titre *d'Hommes néceffaires*, qu'ils
s'imaginent leur convenir ; mais
qu'ils profitent de ce qu'on leur
fait remarquer pour le bien du Public... Les Eaux bonnes peuvent
fervir de bafe, aux *febrifuges*, furtout dans ceux qui ont la poitrine
délicate.

Enfin, Madame, je ne connois prefque point de maladie, à laquelle
nos Eaux ne puiffent convenir, fi
l'on en excepte celles où la fiévre
eft fi forte, qu'il eft à craindre
d'augmenter le mouvement du fang,
certaines maladies des femmes grof-
fes, & des hydropiques, &c. ; il y a
auffi des temperammens fi chauds &
fi délicats, qu'on eft obligé de les pré-

parer par des boüillons adouciſſans, & les bains domeſtiques, avant de leur ordonner les Eaux : je parlerai ailleurs de quelques reflexions que j'ai faites ſur le calcul.

Avant de finir, je crois qu'il n'eſt pas hors de propos de rapporter que j'ai penſé, à traiter certaines maladies des beſtiaux par le moyen de nos Eaux : quoique je n'aye pas eu le tems de faire les recherches néceſſaires, j'ai appris que les Brebis meurent ſouvent, avec le foye ulceré & rempli de petits vers, qu'elles avalent avec la roſée ; je me ſuis imaginé que les mercuriaux donnés avec ſoin, & l'uſage de nos Eaux, pourroient guerir ces ulceres, comme auſſi ceux qui leur viennent au col, & bien d'autres ; mais j'ai beſoin de tems pour faire des experiences, & ſi l'occaſion ſe preſente je me porterai avec zele à des examens, que je crois très-utiles, & très-dignes de nôtre attention.

Les végetaux même pourroient ſe reſſeutir de la vertu de nos Eaux, & leur vertu ſavoneuſe pourroit leur donner des uſages pour les Arts

mechaniques , si l'on étoit à portée
de les avoir en quantité.

J'ai l'honneur d'être,

MADAME,

Vôtre, &c.

XI. LETTRE.

Madame,

Quoique l'usage des Eaux bonnes
me paroisse convenir à bien des gens,
je ne prétens pourtant point, que
l'on puisse les prendre sans le conseil
d'un bon Medecin ; si chaque malade entendant parler des vertus mer-
veilleuses de ce remede , prétendoit
l'employer à sa fantaisie , il risqueroit
sans doute , de se trouver fort mal
de l'abus qu'il pourroit en faire ;
plus un remede est simple , & plus
il est facile à mettre en œuvre , plus
aussi doit-il être menagé ; nous n'a-
vons en Medecine rien qui semble

plus indifferent, qu'une faignée, ou qu'une purgation, ce n'eſt pas beaucoup que de s'y reſoudre ; mais il faut ſçavoir prendre le tems convenable, c'eſt aux perſonnes de l'Art, à le ſaiſir, ce qui guerit étant à ſa place, devient un poiſon violent donné hors de ſaiſon : on ne ſçauroit aſſez le recommander, pour qu'on ne ſe fiât point à cette ſorte de gens, qui ne veulent ſouvent, qu'employer leur adreſſe, ou leurs remedes, ſans faire attention à ce qui peut s'en ſuivre.

Quelques perſonnes s'imaginent que les Eaux, comme celles dont je parle, ne ſont pas ſalutaires en tous les tems, c'eſt une erreur qu'il eſt bon de détruire; il n'eſt point de ſaiſon où elles ne conſervent leur vertu ; elles ſeroient même peut-être plus efficaces, l'Hyver que l'Eté, ſi les corps des malades étoient bien diſpoſés ; on les employe quand l'occaſion le requiert; il eſt pourtant vrai, que ſi l'on peut attendre, on fait bien de choiſir le Printems, ou l'Automne, ce ſont, comme l'on dit, *les deux ſaiſons* des Eaux; ce ſont des tems, où nos humeurs sont dans cet état, qui les rend propres à la santé, & qu'elles ont un mouvement déterminé qui n'est ni trop fongeux, ni trop lent, l'air qui nous environne est temperé, les transpirations se font comme il faut, nos solides ne sont ni trop tendus, ni trop relachés pour l'ordinaire.

On demande si l'on doit se purger, avant & après l'usage des Eaux, le Medecin ordinaire doit répondre suivant qu'il le juge à propos, & s'il s'en trouve quelqu'un qui soit sur ce point dans l'erreur du vulgaire, qui prétend absolument qu'on doit prendre quelque purgation pour preparer les premieres voyes, ou pour les décrasser après l'usage des Eaux, il est bon d'assûrer que l'on voit chaque jour des malades, qui se trouvent à merveille des Eaux, qu'ils prennent sans aucune preparation ; le temperament fait tout sur cet article, comme aussi sur la quantité que l'on doit prendre ; un chacun doit consulter son estomac, ne pas en prendre même autant qu'il pourroit en supporter , surtout les premiers jours , & évitant de tomber dans l'excez de ces miserables , qui font persuadés que la grande quantité leur fera grand bien.

On en prend ordinairement *cinq ou six livres* en trois prises , c'est trop pour plusieurs , & il y en a fort peu à qui cette dose ne suffise pas. Il est facheux d'être obligé de s'arrêter à reformer des puerilités qui font pitié ; l'un veut boire les gobelets à nombre impair , l'autre prétend que le nombre pair est plus salutaire ; il y en a même qui par des superstitions outrées , prétendent corriger la *crudité* de l'Eau , avec certains mots barbares ; on devroit corriger le Peuple & l'instruire.

Tel est persuadé que l'Eau ne convient que le *matin* ; il est vrai , elle est plus active alors , que le reste de la journée ; mais faut-il pour cela s'astreindre à n'en boire qu'à certaines heures ? *l'Eau peut convenir à toute heure avant & après le repas, même en boisson ordinaire, à certains sujets ; on doit, pour ainsi dire, boire à sa soif, quand on se trouve disposé : pour-*

quoi géner trop un eſtomac, qui s'affoiblira, tôt-ou-tard, ou qui viendra enfin à ſe revolter, ſi l'on ne le ménage.

Ceux qui ſüent le matin ou qui regorgent quelques glaires, ſe privent quelque fois d'aller aux Eaux, pour cette raiſon; mais il ne faut pas s'arrêter pour ces accidens, qui ne ſont que des benefices de la nature, elle reçoit les Eaux ſans peine, quand elle s'eſt déchargée du fardeau qui la génoit.

Comme on boit à toute heure on peut ſe baigner de même, pourvû que ce ne ſoit pas dans le tems de la digeſtion; mais on doit garder un regime de vie convenable; on doit ſe couvrir avec ſoin quelque tems qu'il faſſe, éviter les intemperies de l'air, faiſant toûjours attention à la coûtume que l'on a priſe dès l'enfance, &c.

Sur-tout on doit éviter de tomber dans l'inconvenient de ceux qui quittent les Eaux préciſement lorſqu'elles commencent d'agir, & qui renvoyent, diſent-ils à la ſaiſon prochaine; rien n'eſt plus bizarre que d'exiger un trop prompt foulagement, d'un remede, qui n'agit quelquefois qu'imperceptiblement ; il faut infifter, ne pas regler fon tems felon fon opinion ; la plûpart des perfonnes du vulgaire, vont aux Eaux pour *neuf jours*, pour la *neuvaine*, difentils, il n'eft rien de plus mal entendu ; & il eft honteux que certains Medecins donnent lieu à ces erreurs, foit qu'ils veüillent en impofer, foit qu'il croyent, que le même remede agit en tems égaux, fur tant & tant de differens fujets.

Enfin, Madame, il n'eft pas poffible de donner fur tous les points dont je viens de parler, une regle qui convienne à tout le monde, chacun doit s'en raporter à un bon Medecin, & ne point fe diriger, par des bruits populaires, fouvent fondés fur l'erreur, ou déguifés par ce que chacun y ajoûte.

Il eft une chofe dont tous les Phificiens conviennent, & qui paroit bien naturelle, c'eft que l'on doit, autant qu'il fe peut, prendre les Eaux Minerales à leur fource ; fi l'on eft obligé de les faire tranfporter, on

doit s'assurer du porteur, les faire
voiturer pendant la nuit, avoir des
vaisseaux, qui n'ayent jamais servi
que pour cet usage; & quand on les
prend les *faire chauffer au Bain-*
Marie, ou en faire boüillir une cer-
taine quantité, & avec celle-ci échauf-
fer la dose que l'on veut avaler. Le
transport, la chaleur du jour, l'air,
le feu, tout épuise les esprits volatils
des Eaux qui perdent continuellement; on ne doit pas être surpris de
ne point les trouver comme à la source, quand on les a transportées, il
n'est rien de si avantageux que de
les prendre sur le lieu.

Mais il est facheux de ne point
y trouver quelque logement convenable, c'est une pitié que de voir
des malades, si mal à leur aise,
dans un endroit où ils seroient heureux, s'ils y trouvoient les commo-
dités les plus ordinaires de la vie;
ils demandent tous qu'on leur ren-
de au moins habitable un lieu où
ils sont obligés d'aller chercher leur
guerison, à grands frais; on sçait
combien vous vous interessés, pour
le bien public, on espere que vous
voudrez

voudrés joindre vos repréfentations aux prieres des Particuliers, & faire fentir dans l'occafion combien il eft néceffaire que l'on ne neglige point ce qui procureroit tant de bien à la Province.

Permettez-moi auffi de vous faire remarquer, que je fuis perfuadé que l'on gàte la plûpart des Eaux par les travaux qu'on y fait ; j'aurai lieu de vous prouver dans les fuites que j'ai raifon d'avancer ceci ; je ne ferois point d'avis que l'on touchât aux Fontaines principales : On entend l'Eau dans plufieurs fentes des rochers, c'eft-là que l'on devroit creufer des Bains, laiffant toûjours les Fontaines dans leur état.

Pourroit-on affez ménager cette Eau, que nos Ancêtres ont appellée *Bonne* par excellence ; fon mérite eft fi généralement éprouvé, qu'il n'eft point de Particulier qui ne la connoiffe, chacun aime à fçavoir un nombre de cas où elle a réüffi, chacun les compte, c'eft une tradition qui fe perpetuë ; il eft auffi des perfonnes qui en ont toûjours leur provifion, ils fe pafferoient plûtôt d'autre chofe que des Eaux Bonnes, de forte que l'on en trouve fur tout *à Pau*, en quelque tems que l'on en veüille : on fe les prête, les uns aux autres ; mais on a grande attention, de les faire rendre, on ne fçauroit fe paffer long-tems d'un bien fi précieux, il mérite fans doute que l'on le conferve avec foin.

J'ai l'honneur d'être,

MADAME,

Vôtre, &c.

❖❖❖❖❖❖❖❖❖❖❖❖❖❖❖❖❖❖❖❖❖

XII. LETTRE.

Madame,

Après avoir parlé des *Eaux Bonnes*, permettez-moi de vous parler des Eaux *chaudes*, qui font auffi dans nôtre Vallée *d'Offau*, (*Aigues Caudes* ;) elles font, comme vous fçavez, à une petite lieuë d'un grand &

beau Village nommé *Larunz*, à qui elles appartiennent.

Le Valon où l'on les trouve eſt un Baſſin parfait, entouré des plus hautes Montagnes, qu'on ne croiroit pas pouvoir traverſer ; il faut pourtant monter juſqu'au haut de celle qui eſt du côté de France, & qui fait trembler les plus hardis, ſurtout dans l'endroit nommé *Hourat* ou *Trou*, qui eſt préciſement ſur le ſommet, & que l'on a ainſi nommé, ſans doute, pour exprimer combien le lieu eſt affreux.

Il ſemble effectivement, que tout concoure à le rendre tel ; les précipices immenſes, que vous ne voyez qu'à demi, le bruit ſourd des Eaux du *Gave*, que vous entendez comme au centre de la terre, & qui paroiſſent creuſer la Montagne & la ſecoüer par les fondemens, le peu de terrein que vous avez pour vous remuer, tout vous fait rentrer en vous-même, & vous ſaiſit.

On trouve ſur un Marbre des Inſcriptions qui font mieux comprendre, ce que je ne puis exprimer ; elles ſont en latin, je tache-

rai de les rendre en François le
mieux que je pourrai, & je copie-
rai la Traduction en Vers qu'en avoit
faite dans *un Poëme sur les Eaux Chaudes* feu Mr. de Sudre Pere, un de
nos plus grands Medecins, & dont
le nom est respectable.

Siste Viator.	Arrête-toi Passant.
Mirare quæ non vides, & vide quæ mireris, saxa sumus, & saxa loquimur, esse dedit natura, loqui Catharina, Catharinam hæc ipsa quæ legis i ntuentem vidimus Cathari-nam loquentem au-divimus, Catha-rinam inseden-tem sustinuimus, felicia saxa, via-tor, quæ illam sine oculis vidimus, fe-licem te qui cum oculis non videris,	Admire ce que tu ne vois pas, & regarde des choses que tu dois admirer, nous ne sommes que des rochers, & cependant nous parlons, la natu-re nous a donné l'être, & la *Prin-cesse* Catherine, nous a faits par-ler, nous l'avons vûë lisant ce que tu lis, nous avons oüi ce qu'elle di-soit, nous l'avons soûtenuë, ne som-

nos viventia facta sumus quæ antea eramus mortua, tu viator, qui vivebas factus fuisses saxum. Catharinæ, Francorum Navarreorum Principi hâc iter facienti Musæ virgines, virgini, posuere, ann. M D X C I.

mes-nous pas heureux, Passant, de l'avoir vûë, quoique nous n'ayons point d'yeux, heureux toi-même, de ne l'avoir pas vûë, nous étions morts & nous avons été animés; toi, Voyageur, tu serois devenu pierre. Les Muses ont érigé ce Monument, à Catherine, Princesse des François Navarrois qui passoit ici, l'an 1591.

Voici les Vers de Mr. de *Sudre*, il n'en est aucun qui ne fasse connoître, la bonne volonté, & le travail de l'Auteur.

PAssant, qui que tu sois, arrête
    ici tes pas,
Admire, en cet endroit, ce que tu
    n'y vois pas,

Et regarde en ce lieu, qui s'offre à
    ton paſſage,
Ce que tu dois encor admirer davan-
    tage;
Le Ciel qui regle tout par de ſecre-
    tes loix,
Se plut en nous formant, à nous
    ôter la voix;
Mais devant aujourd'hui parler de
    Catherine,
Nous ſommes animés d'une force di-
    vine,
La Princeſſe autrefois daigna jetter
    les yeux,
Sur tout ce que tu vois éclater en
    ces lieux,
Et le Ciel qui pour nous a fait tant
    de merveilles,
Fit retentir ſa voix, juſques à nos
    oreilles,
Ce ne fut point aſſez, de la voir,
    de l'oüir,
Il falut en ſa marche encor la ſoû-
    tenir,
Ce bonheur ſignalé, cette grande
    fortune,
Avec d'autres Rochers, ne nous eſt
    point commune,
Nous avons du deſtin obtenu le pou-
    voir,

Sans oreilles fans yeux de l'entendre ,
    & la voir ,
Quelle gloire pour nous , & quel
    bonheur extrême ,
Mais auffi d'autre part , quel bonheur
    pour toi-même ,
Quand le Ciel qui t'orna de l'ufage
    des fens ,
Te voulut dérober à fes charmes
    puiffans ,
Rochers morts , fes attraits nous don-
    nerent la vie ,
Au contraire Paffant , ils te l'au-
    roient ravie ,
Et fi cette Princeffe eût voulu t'a-
    procher ,
On t'auroit vû d'abord te changer en
    Rocher ,
Pour avoir comme nous la gloire &
    l'avantage ,
De lui rendre fervice en ce brillant
    paffage.

Le tems avoit détruit la premiere
Infcription , & on y mit en la repa-
rant , celle que l'on y lit la premiere ,
& qui eft la fuivante.

Have quiſquis ite hâc hales.

Dieu te garde Paſſant.

Quod vides perierat, ſed interitus vitam peperit, ne indigneris vetuſtati quæ Catharinæ Principis Monumentum deſtruxit, nam temporis emendavit injuriam, cum hoc marmor reſtituendum curavit Joannes Gaſſionus, Sacri Conſiſtorii Conſil. ordin. in ſupremo Navarræ Senatu præſes, & in Navarrâ Benearniâ, Boüs, tarbellis Viterigz, Regis. Dominio, juſtitiæ potitiæ, & ærarii ſummo jure præfectus, ann. *MDCXLVI.*

CE que tu vois avoit péri, mais la mort l'a fait renaître, ne te plains pas de l'a Vetuſté, qui a détruit le Monument de la Princeſſe Catherine; car l'injure du tems a été reparée, quand ce Marbre a été rétabli par les ſoins de Meſſire Jean de Gaſſion, Conſeiller d'Etat, Préſident au Parlement de Navarre, & Intendant Général du Domaine du Roy, de la Juſtice, Police, & Finances, dans la Navarre, le Bearn,

la Chaloſſe, la Bigorre, & le Vicbiel,
l'an 1646.

SUr ce Marbre, Paſſant, ce que
tu vois tracé
Par un aveugle ſort fut enfin effacé,
Mais le même deſtin qui le fit diſ-
paroître,
A bien ſçû le ſecret de le faire renaî-
tre,
Ce Monument, malgré l'injuſtice du
ſort,
Trouve une heureuſe vie en ce qui fit
ſa mort.
Paſſant ne te plains point contre
cette vieilleſſe,
Qui peut en le briſant outrager la
Princeſſe,
On le voit aujourd'hui dans ſa per-
fection,
Mais on en doit la gloire à Jean de
Gaſſion
Qui par cette nouvelle & ſuperbe
ſtructure,
Des ſiécles inconſtans ſçut reparer
l'injure,
Il étoit Préſident, dans cet illuſ-
tre employ,
Il parut ſi zelé, ſi fidelle à ſon Roy,

Que ce Prince admirant ſa grande
vigilance ,
Lui donna du Païs la ſuprême In-
tendance.

On deſcend de cette hauteur , par
des Eſcaliers qui vont en ſerpentant,
& qui ſont preſque tous creuſés dans
le Roc ; après pluſieurs contours cro-
yant arriver au fonds , on ſe trouve
encore ſur la croupe d'une Montagne
au pied de laquelle eſt le *Gave*, dont
les flots font tant de bruit, que l'on
a peine à s'entendre , cependant on
côtoye cette Montagne, on ſuit un
petit ſentier , où les chevaux ne
paſſent qu'avec peine , & où deux
perſonnes ne peuvent preſque pas paſſer de front ; on profite de tems en
tems, d'un petit mur, que l'on a
bâti du côté du Gave , que l'on tra-
verſe enfin pour arriver au lieu des
Eaux , où il faut tout faire porter ,
lits & vivres , à peine vous fournit-
on le bois , qui ne devroit pas manquer ce ſemble.

Les gens de Larunz ſont accuſés
de vouloir trop gagner , ils font ſouhaiter un reglement là-deſſus ; les
femmes ſervent encore plus que les

hommes, élles emportent fur le col, tous les malades qui fe préfentent; elles courent d'une viteffe prodigieufe & fans rien craindre, dans ces endroits dont nous avon parlé, tant il eft vrai que l'habitude rend tout aifé.

Il fait beau voir nos *Offaloifes*, dans ces lieux fauvages, elles font grandes, bienfaites, leur habit fe reffent encore de la fimplicité de nos Peres; elles ne font pas fujettes au changement des modes, elles font mifes auffi à l'ancienne que les habitans *d'Offun* qui portent la livrée de M. le Marquis d'*Offun* vôtre frere; & fous ces haillons leurs phifionomies quoique fauvages, & un peu farouches, comme celle des *Offalois* plaifent cependant, on y découvre un air d'efprit, & de bon fens, que l'on trouve encore dans leur façon de raifonner, & de s'exprimer, furtout leur fanté à l'épreuve, fait trouver leur état préferable à celui des habitans les plus aifés des Villes; ces gens font la veritable image de nos anciens Béarnois.

J'ai l'honneur d'être,

MADAME,

Vôtre, &c.

✤✤✤✤✤✤✤✤ ✤✤✤✤✤✤✤✤✤✤✤✤

XIII. LETTRE.

Madame,

Les Fontaines qui font actuellement aux Eaux chaudes font, *l'Efquirette*, la *Hon deu Rey* & celle de
Larreffec ; on voit auffi des filets
d'Eau minerale qui ferpentent le
long des Rochers les plus voifins des
Cabanes, ce qui fait foupçonner qu'il
y a encore quelque fource, que l'on
pourra découvrir dans les fuites.

L'Eau de la premiere que l'on ren-
contre d'abord en venant de France,
eft abondante, plus chaude, &
moins huileufe que les Eaux bonnes;
elle charrie pourtant des glaires fouf-
frées, comme de la graiffe prife,
elle fent fort le fouffre, & noircit
l'argent, elle a le goût d'un œuf couvé & cuit, l'on y trouve même comme un petit goût de fel, qui, quoique
douceâtre, a pourtant un montant
piquant, elle laiffe la langue un peu

seche, elle noircit mêlée à l'infusion de noix de gale qu'elle change d'abord en rouge brun ; elle fait le même effet, avec l'infusion de bon thé, & celle des feüilles de chêne, elle m'a parû faire quelque petit mouvement, étant mêlée à l'esprit de nitre, & au vin, mais ce n'étoit peut-être, que ces bullules, qui vont & viennent, & crevent enfin sur la surface, dans un verre plein de cette Eau, au moment qu'on la prend à sa source & qui donnent un joli spectacle, quand on remplit une bouteille bien transparente que l'on secoüe.

Surtout il faut ne pas oublier, cette subtile vapeur, qui s'envole si vite, que l'on sent à une certaine distance, & que les bons buveurs ne laissent point échaper, ayant soin de faire leur *boëtte*, comme l'on dit, sans rien perdre, & humant cet esprit qu'ils croyent à bon droit fort efficace, mais qui saisit quelquefois en montant à la tête, & enyvrant certaines gens ; enfin cette Eau laisse après l'évaporation des cristaux informes, d'un sel un peu piquant, qui ne donne pourtant pas des marques d'acidité ni d'alkalinité, & qui laiſſe lui-même étant décompoſé un reſidu terreſtre.

L'Eau des autres ſources, miſe aux mêmes épreuves m'a donné les mêmes effets, elles paroiſſent égales, à peu de choſe près, ſeulement il faut remarquer, que celle du *Roy*, eſt plus chaude & plus huileuſe, celle de *Lareſſec* eſt beaucoup plus froide, elle paroît plus peſante, plus *flaſque* au goût, & moins active, ce qui vient peut-être des Eaux pluviales, que je crois ſe mêler avec la minerale : Mr. de *Bergerou* & *mon Pere* l'ont vouluë appeller la Fontaine de *ſalut* : j'auray lieu de remarquer que ce nom ne lui convient nullement, & que cette obſervation n'eſt pas indifferente.

Il eſt aiſé de conclure que le ſouffre, & le fer ſont les mineraux dominans dans ces Eaux ; il y a auſſi du vitriol peut-être, & cette eſpece de ſel qu'il eſt ſi difficile de deffinir, entre dans la compoſition de ce mixte, dont l'huile æterée fait une des parties eſſentielles.

Quant à la proportion de toutes ces parties, il ne nous eſt pas donné de la connoître, ni dans ces Eaux, ni dans toutes les autres ; il le faudroit pourtant pour pouvoir aſſurer quelque choſe ; cela ſeroit fort beau ſans doute, & peut-être utile, mais je ne ſçai point ſi quelque Chimiſte que ce ſoit, ſe mettra jamais dans l'eſprit d'entreprendre un travail ſi penible, & qui pourroit être infruc-tueux.

Je ne dis point qu'il ſoit impoſ-ſible, de parvenir à cette connoiſ-ſance ; qui auroit penſé autrefois, que l'on viendroit un jour à diviſer un rayon de lumiere, & à *l'anato-miſer* pour ainſi dire ; on le fait pour-tant aujourd'hui, on en eſt redevable à Mr. *Nevvton*, peut-être faudroit-il plus que ſon adreſſe, pour diviſer nos Eaux, comme je le diſois.

Attendons quelque homme heureux, qui nous inſtruira & qui nous apprendra auſſi, ſi, comme quelques Medecins le prétendent, il y a du *Mercure* dans nos Eaux, j'avouë pour moi, que je n'ai rien qui me fixe là-deſſus, je ſçai qu'il y a de grands hommes qui croyent, que jamais une Eau minerale, ne peut charrier du *Mercure*, mais je ſçai d'ailleurs que l'on fait bouillir tous les jours, du *vif argent* dans de l'Eau, contre les vers : qui nous a dit que cette Eau n'emporte point des parties de ce mineral ?

La nature a de grandes reſſources, il faut l'avouër, on doit être bien ſur ſes gardes, lorſque l'on veut lui preſcrire des bornes ; & en bonne foi je ne ſuis point ſurpris qu'on accuſe certains Sçavans, d'être credules, juſqu'à l'enfantillage, ils ſont accoûtumés à voir tant de choſes extraordinaires, qu'ils s'attendent à tout : leur grand ſçavoir les met preſque de niveau, avec le vulgaire, *ils ſont au-delà de la ſcience tandis que le Peuple eſt au-deçà : quel avantage !* Ainſi s'exprimoit à peu près *Michel de Montagne.*

Ne vous étonnés point, s'il vous plait, que j'oſe citer *Montagne* le cauſeur, ce calomniateur ſi ennemi des Medecins, je déclare à tous mes Confreres, que je ſçai lui gar-

der la dent de lait que nous avons
pour ſes pareils ; mais enfin il n'é-
toit pas lui-même ennemi des Eaux
minerales, il leur faiſoit la grace
d'avouër qu'elles avoient bien des
vertus : ceci me mene à parler des
celles des Eaux chaudes, je le ferai
dans ma ſuivante.

J'ai l'honneur d'être,

MADAME,

Votre, &c.

XIV. LETTRE.

Madame,

Nos Hiſtoriens, Mrs. *Dologaray*
& de *Marca* parlent des uſages *d'Ai-*
gues chaudes que leurs Medecins, diſent-ils, recommandoient de leurs
tems, ſurtout pour les *intemperies*
du *foye* & de la *ratte*, &c. il eſt
même un de ces Meſſieurs qui dit,

ſi je ne me trompe , qu'elles agiſſent par *antiperiſtaſe.*

Les mêmes vertus ſubſiſtent au-jourd'hui , nous les ordonnons dans les mêmes cas , mais nous nous ex-pliquons autrement , la mode a un peu changé nôtre façon d'énoncer nos idées ; ce n'eſt plus *l'atrebile* , la *melancholie* & la *pituite* que nous combattons , mais c'eſt un *ſang con-cret* ou *diviſé* , une *lymphe coënuſe* , ou *ſalie* des *ſolides relachés* , ou *trop tendus* , des *ſaburres* , des *levains* &c. Tout vient preſque au même , la medecine a quitté ſes vieux *hail-lons* & ſon ancienne rudeſſe , au-jourd'hui elle ſe preſente plus ga-lamment , & à la *françoiſe* ; autre-fois elle étoit toute *grecque* , toute *arabe* , ſans ce *fard brillant* qui ne laiſſe pas que d'être à la mode de-puis que de grands hommes nous ont mis dans le goût des *periodes pincées* & des *jolis riens.*

Ouy , Madame , nous nous ſervons de ces Eaux comme on s'en ſervoit il y a deux ou trois cens ans , con-tre les *obſtructions* du foye , contre celles de la ratte , & celles des au-tres parties.

On ne voit aux Eaux, que des Filles qui ont les pâles couleurs, qui
ont le fang dérangé, qui font *va-
poreufes, cacochimiques*, & qui ont
l'eſtomac auſſi bizarre que leurs idées
extraordinaires ; elles fe trouvent
très-bien de ce remede, qui embau-
me leur fang, & qui en adoucit la
fougue, en rétabliſſant l'équilibre, &
diſtribuant la chaleur & la vivacité
dans tout le corps, comme il eſt néceſſaire ; en reprenant la nature qui
ne paroit occupée, qu'à animer de
plus en plus, certaines parties, tandis qu'elle en laiſſe tomber d'autres
dans un relachement preſque total ;
elle eſt quinteuſe, quelquefois, cette
nature, mais nous la bridons avec
les Eaux chaudes.

Elles paſſent pour ſpécifiques, contre toute forte de maux à la tête inveterés ; pour les migraines, les vertiges, & les éblouïſſemens.

Elles réüſſiſſent preſque toûjours
dans les aſthmes humides, ſi l'on a
foin de les prendre long-tems, &
fort doucement, en ménageant fort
les doſes.

Elles font bonnes pour les maux

d'eftomac, pour les coliques, & les diarrhées inveterées : elles rétabliffent l'appetit dérangé, elles font diuréti-ques, & conviennent dans certains relachemens des reins, dans des pe-fanteurs, qui indiquent des vaiffeaux embarraffés, mous & affaiffés.

On les employe en *bain* comme en boiffon, en *demi bain*, en *douche*, pour les grands maux à la tête, pour les maux aux yeux, aux oreilles, & pour les maux aux dents, qu'el-les temperent quelque fois, mira-culeufement.

Il y a un Bain à *l'Efquirette*, & un autre à la *Fontaine* du Roi, je fuis furpris qu'on n'en aye pas bâti un, à celle de *Larreffec* ; quoique cette Eau ne me paroiffe pas bien pure, elle conviendroit en bain à bien des perfonnes, qui ne fçau-roient refifter à la chaleur, des deux autres, qui eft fi infupportable, à certaines gens, qu'ils font obligés de tenir les bains ouverts, de peur d'étouffer & pour les laiffer refroi-dir, comme il convient effective-ment quelquefois.

On fe baigne pour les paralifies,

de toute espece, soit qu'elles viennent d'un relachement, soit qu'elles viennent de convulsion, pour les tremblemens, les engourdissemens, & les pesanteurs qui annoncent souvent quelque chose de plus fàcheux, on a soin de ne point prendre l'air après le bain, on se met au lit, mais cela n'est pas toûjours nécessaire, pourvû que l'on se couvre bien.

Le Peuple croit je ne sçai sur quel fondement, que les Eaux chaudes ne conviennent pas pour les rhumatismes, mais on se trompe grossierement, j'y ai trouvé des gens, qui avoient des douleurs, & qui s'en trouvoient très-bien ; j'y ai envoyé une femme, qui avoit tout le corps pris, & qu'on ne pouvoit remuer, qu'elle ne fût aux hauts cris ; elle se baigna, & au troisiéme bain, une sueur étant survenuë elle fut guerie.

On les employe contre les tumeurs aux articulations, qui font comme des *bouffissures*, des arrêts d'un liquide embourbé, que les Eaux reveillent, elles reüssissent quelquefois dans les ulceres, & dans les dartres, on s'en sert pour tous ceux dont la

tranſpiration eſt deſagréable & re-
pand une mauvaiſe odeur.

Mon Pere a vû un Eſpagnol qui
crachoit le ſang, & le pus, avec
fiévre, maigreur, enflures, & tous
les autres ſymptômes qui paroiſſoient
annoncer la mort prochaine, il lui
conſeilla de ne point uſer des Eaux
chaudes, le malade voulut ſuivre ſa
premiere idée, il s'en gorgea, il s'af-
foiblit, les forces diminuoient, on
craignoit chaque jour qu'il ne ſuc-
combât, enfin les crachats diminue-
rent, ils devinrent plus loüables, le
malade reprit des forces, & ſe retira
très-bien gueri ; je ne conſeillerois
pourtant pas aux Pulmoniques, d'u-
ſer de ces Eaux, il s'eſt pû trouver
une diſpoſition particuliere des liqueurs pâteuſes, des ſolides relàchés
que les Eaux ont mis à leur ton,
mais le cas eſt rare.

Cependant je crois qu'on le trouveroit plus communement dans nos
Provinces qu'ailleurs, nous reſpirons
un air qui coagule nos humeurs,
nous nous ſervons d'alimens aſſez
groſſiers, & la plûpart de nos maladies viennent d'un épaiſſiſſement, il

faut prefque toûjours fecoüer nos malades, ce font des tumeurs que l'on appelle froides, des relachemens dans des folides d'ailleurs vigoureux il faut les tendre, & les deffecher, nos Eaux font excellentes pour remplir ces indications, elles font utiles furtout pour le Peuple. /

Elles font plus fortes plus fougueufes, mais moins traitables que les Eaux *Bonnes*, furtout pour les temperamens délicats ; quoiqu'elles foient de la même efpece, leurs mineraux ne font pas fi affinés, leur huile n'eft pas fi bien mêlée avec la partie aqueufe, c'eft aux Medecins prudens, à faire des attentions là-deffus, & à diftinguer les cas.

On a quelquefois coûtume quand on va les prendre, de commencer par boire quelques jours celles de *Larreffec*, on prétend même qu'elle eft purgative, plus que les deux autres qui le font auffi quelque fois, mais je ne fçache point, que cette derniere idée foit fondée.

Je ferois pour moi d'avis, que l'on prît le matin l'Eau du *Rey* ou de *l'Efquirette*, & que l'on ufât le refte de la journée de celle de *Larreſſec*, en boiſſon ordinaire.

Il faut pourtant avoüer que l'on a toûjours raiſon d'aller en tâtonant, *de la moins active, à la plus forte*, il n'y a point de méthode plus ſûre, on doit tâcher de le perſuader à tant de gens, qui ſe les ordonnent eux-mêmes, & qui les prennent de leur propre autorité, les Medecins peuvent avoir d'autres regles, mais ils ne ſont pas toûjours conſultés.

J'ai l'honneur d'être,

MADAME,

Votre, &c.

XV. LETTRE.

Madame,

Un Plaiſant me diſoit un jour que les Eaux chaudes reſſemblent un peu aux *Bearnois*, ils ne ſçauroient vivre hors de chez eux, de même ces Eaux ne ne souffrent point le transport , elles perdent sans comparaison plus que les Eaux bonnes , on est obligé de renouveller souvent sa provision ; cependant Mrs.de *Larrabere* & de *Baïlac* célebres Medecins *d'Oleron* s'en servent assez souvent , à quatre lieux des sources.

Quand on en fait porter , outre les précautions dont j'ai parlé (*Lettre XI.*) il est encore bon de faire tremper long-tems ce que l'on veut remplir , cela paroît naturel ; j'ai vû des Phisiciens qui transportoient des bouteilles de vapeurs qu'ils avoient prises dans certains puits ; à plus forté raison l'huile & les esprits de l'Eau , peuvent-ils se renfermer & s'unir aux parois des vaisseaux dont on se sert, qui sont toûjours meilleurs de verre , pourvû qu'ils n'ayent jamais servi, surtout pour le vin , & que l'on ait soin de ne pas les remplir totalement ; ils casseroient sans cette derniere précaution , que j'ai indiquée dans ma 6e. *Lettre.*

On a coûtume quelquefois , quand on veut avoir les Eaux bien naturelles , & les plus parfaites qu'il se peut de mêler dans les bouteilles ou ba-

E

rils des glaires que l'Eau charrie ; je ne fçai pas bien fi cette façon de proceder, eft fondée : je fçai feulement que j'ai obfervé, que quand il refte quelque corps étranger dans un vaiffeau, le fouffre de l'Eau s'amoncelle fur ce corps, ne fût-ce qu'un fetu, l'Eau fe décompofe plus vite, elle perd fon goût, & fa faveur, je craindrois que les glaires ne fiffent peut-être le même effet.

Je voudrois donc plûtot, que l'on emportat l'Eau comme elle coule de la Fontaine.... Pour ce qui eft des glaires, il eft bon de les ramaffer, elles fervent pour des ulceres, & pour des tumeurs mieux que quelque baume que ce foit ; il me fouvient même d'avoir oui dire à quelqu'un qu'il en faifoit une Eau minerale excellente, en les délayant dans une certaine quantité d'Eau commune ferrée ; mais j'ofe en douter, d'autant mieux que je fuis perfuadé, que ce qui fait l'activité de l'Eau minerale, eft furtout cet efprit volatil ; que l'on ne peut jamais ravoir, quand il s'eft évaporé ; il feroit pourtant bien gracieux de trouver une méthode pour revivifier les Eaux minerales, les Artistes en font une certaine espece, peut-être pourra-t'on parvenir à perfectionner cette operation.

On se sert du residu que laissent les Eaux après l'évaporation pour des tumeurs, & des ulceres, trop humides: on vante assez l'Eau distillée, pour adoucir la peau, & pour les taches.

Certaines gens boivent les Eaux en se baignant, ils prétendent que de cette façon l'Eau passe mieux; je ne les comdamne ni ne les aprouve.

Les uns dorment après avoir pris les Eaux, les autres promenent, il est impossible presque de decider quels sont le mieux fondés.

Mais on veut sçavoir l'avis d'un Medecin, s'il est prudent, il doit, ce me semble, faire attention à l'habitude d'un chacun; pourquoi priver par exemple les Espagnols qui viennent aux Eaux, du plaisir de faire la *Seesta*?

Il est des Medecins qui ne sont point en cecy de mon sentiment, is donnent des loix qu'ils veulent qu'on observe, ils sont heureux de se persuader facilement , qu'ils ont raifon ; pour moy je regarde toutes ces chofes comme des inutilités dans certains cas, c'eft vouloir en impofer un peu, c'eft taxer felon fon caprice ce que peut digerer un eftomac, ce que le temperament peut foûtenir , c'eft comme on le fait dans bien d'endroits étaler propeufement une belle montre d'or , & compter gravement, les fecondes & les tierces que l'on doit refter dans le bain , c'eft en un mot fe moquer ; un fimple Baigneur, inftruit pour l'ordinaire affés les malades là-deffus , *trois quarts d'heure* , une *heure* , une *heure & demi* font le tems , que l'on refte au bain , on y demeure moins les premiers jours , furtout fi l'on s'apperçoit de quelque alteration facheufe ; mais on ne fe rebute point.

Je fçai pourtant qu'il eft des cas ou l'on a befoin du Medecin ; plus le malade eft d'un temperament délicat, chaud, & vif , & plus il a befoin d'être menagé ; on laiffe prendre plus d'Eau, on laiffe plus longtems dans le bain, les gens robuftes, & ceux dont le fang eft lent & vifqueux ; cela eſt clair , mais encore un coup , on a quelquefois beſoin de grande attention.

Outre la méthode dont j'ai parlé, (*Lettre XIe.*) pour échauffer les Eaux , j'en ai fait pratiquer une autre ; je faiſois rougir au feu un morceau de fer que j'étaignois dans l'Eau que l'on bûvoit , j'ai trouvé des gens qui aimoient mieux la boiſſon ainſi preparée , & qui perdoit pour eux le goût dominant du ſouffre , qui leur paroiſſoit horrible.

Mais j'ai toûjours eu un doute ſur cet article , que bien des perſonnes intelligentes , n'ont pas pû m'éclaircir : quand on prend les Eaux chez ſoy , faut-il leur donner le même degré de chaleur qu'elles avoient à la Fontaine ? Telle Eau qui ne brûle point à la ſource , brûleroit peut-être échauffée artificiellement au même degré … ce ſont-là toûjours ces feux de differentes eſpeces qui me reviennent. (*Voy. Lettre VI.*)

S'il étoit poſſible , je ſerois preſque d'avis que l'on prît les Eaux minerales froides , comme on les reçoit chez ſoy. J'ai vû des gens qui les dige-

E iij

roient fort bien, en les buvant ainfi, & je me méfie de nôtre feu artificiel, qui me paroît tout bouleverfer dans un mixte doux, dont les principes font fi bien liés, que la terre à tant porté, tant *élaboré*, tant *vivifié*, dans fon fein, le vin nouveau cuit perd fa feve, fon action, fa vivacité, je crains ce malheur pour nos Eaux, toutes les fois que je les vois fur quelque fourneau; fans contredit, au moins la meilleure façon eft de les prendre à la fource, (*Lettre XIe.*)

On fait quelquefois faire le pain, avec l'Eau minerale, on s'en fert pour y cuire fa viande, & même il eft des convalefcens, qui font faire le caffé avec cette Eau : tous ces compofés ne font pas délicats au goût affûrement, mais ce font des gourmandifes des malades, qui aiment toûjours que les remedes même, fentent un peu la volupté; l'ufage du caffé n'eft point incompatible avec celui des Eaux, je l'ai vû prendre avec fuccez à des perfonnes, qui fans cette précaution auroient regorgé l'Eau minerale.

Ceux qui prennent fouvent des la-

vemens d'Eau minerale doivent bien
prendre garde de donner dans l'excès ; on rend les lavemens purgatifs, en y diſſolvant quelque priſe
des ſels avec leſquels on ſe purge
communement, comme le ſel *d'Epſon*
le ſel *Policreſſe*, & le ſel *de Toulouſe*
&c. auſquels les Medecins ſeroient
d'avis que l'on ſubſtituât, ou la *Man-*
ne ou la *Rubarbe* : on peut craindre
des effets facheux de l'uſage des ſels.

Quelquefois on fait prendre certains *Bolus* pour aider les Eaux, &
l'on y diſpoſe par l'uſage des bouil-
lons adouciſſans ou aperitifs.

Il y a des *Docteurs* qui ne veulent pas
abſolument que, comme je l'ai dit (*Let-*
tre XI.) *certaines gens* puiſſent prendre
les Eaux, qui ne ſont pas purgatives, en
boiſſon ordinaire, ſurtout *pendant le*
repas ; la digeſtion ſeroit troublée,
diſent-ils, tout ſeroit bouleverſé ;
mais je l'aſſure hautement, j'ai pour
moi *l'experience*, on le fait ſouvent ailleurs, ſurtout en Allemagne ; je l'ai vû
pratiquer, je l'ai fait pratiquer, & je
l'ai pratiqué moi-même ſans le moindre dérangement, ainſi je perſiſte
dans mon idée, qu'il me ſeroit facile
d'appuyer par bien des raiſons.

Je voudrois qu'un chacun éprou-
vât cette méthode, elle est simple &
naturelle : j'ai vû des *gens* qui met-
toient un peu de *vin* avec l'eau, ils ne
s'en trouvoient point mal. Quoique
cecy soit contre l'usage le plus communement reçû, qu'importe, il ne faut
que vouloir, il n'y a pas de l'irrégu-
larité à s'écarter des Anciens, quand
nous rencontrons évidemment mieux
qu'eux : leur façon de prendre les
Eaux, est assommante pour certains
estomacs, on est quelquefois forcé
de les quitter pour ne pouvoir point
les prendre *à la mode*, *à gobelets*, *à
pas comptés* ; combien des gens n'y a
t-il pas qui vomissent l'Eau le matin, & je crois que presque tout le
monde s'en trouveroit bien, en suivant la méthode que je recommande.

Je n'ignore pas qu'il y a des ex-
ceptions à faire, il n'est point de
regle absolument generale, le tems,
la maladie, tout doit arrêter ; mais
n'y a-t'il qu'une bonne voye? ou faut-
il que la *forfanterie* ou la superstition
entre par tout ?

J'ai l'honneur d'être,

MADAME,

   Vôtre, &c.

❖❖❖❖❖❖❖❖❖❖❖❖❖❖❖❖❖❖❖❖❖❖❖❖

XVI. LETTRE.

Madame,

Avant de quitter la Valée d'Ossau, il est à propos, de faire un court détail de certaines particularités, que l'on y trouve, cela pourra servir aux Etrangers, qui viennent prendre nos Eaux, il est bon qu'ils soient avertis.

En premier lieu, ils doivent s'accoûtumer au tonnerre, qui est assez fréquent, & qui fait un tapage horrible, les échos multipliés, servent à augmenter & à redoubler les coups, tout tremble quelquefois, la terre paroit se fendre, & les rochers croûler, il n'arrive pourtant certains malheurs que très-rarement, & pas plus souvent qu'ailleurs, on en est quitte pour la peur, & l'on se fait au bruit en peu de tems ; mais si l'on est épouvanté des éclats du tonnerre, on est bien agréablement surpris de le voir

E v

se former, il n'est personne qui pendant les jours les plus sereins ne sçache bientôt le prédire, on le voit comme une vraye fumée, sortir de certains petits trous des Montagnes, il forme de petits nuages qui augmentent de plus en plus ; les éclairs commencent à paroître, & le bruit succede ; cette fumée, ces vapeurs soûterraines, font l'orage que l'on entend quelquefois gronder sous ses pieds ; je laisse chercher aux Phisiciens la cause de tous ces Phénomenes, ce n'est pas ici le lieu de placer des explications ; il faut supposer que l'on sçait là-dessus quelque chose de satisfaisant.

En second lieu, on voit aux Eaux chaudes d'autres Phénomenes, que les ignorans attribuent toûjours à quelque enchantement ; le Peuple crie : voici pourtant ce que c'est : ce sont de petits feux folets qui voltigent vers les Fontaines ; des éclairs que l'on voit la nuit, & qui ne sont autre chose, que le bitume & le souffre des Eaux qui prennent feu ; j'ai toûjours crû qu'il étoit à propos de ne laisser point ignorer des faits femblables au vulgaire le plus groffier, & je me fouviens qu'ayant dit à quelques bonnes femmes de la Vallée, qu'on difoit qu'il y a des Fontaines en Dauphiné qui jettent affez de flame pour y cuire des œufs, il y en eut une qui me répondit qu'elle fouhaiteroit avoir le même agrément aux Eaux chaudes, cela, difoit-elle, nous épargneroit le bois, & nous pourrions plus facilement payer ce qu'on exige de nous quand nous mangeons des œufs; je crûs entrevoir fa malice & fon but, je l'arrêtai.

Troifiémement, on voit aux Eaux chaudes, fur tout pendant le mois d'Août, un nombre prodigieux de ferpens quelquefois d'une groffeur énorme, ce font des vrayes coulu-vres, ils entrent par tout, ils péné-trent jufques aux apartemens les plus retirés; ils devorent les provifions, mais ils ne font jamais du mal, il eft inoüi qu'ils en ayent fait à quel-qu'un; on a beau dire, certaines gens voïent ces animaux avec hor-reur, mais on ne doit rien craindre; c'eft un fait connu de tout le monde ; d'ailleurs tous-les ſerpens ne ſont point venimeux, comme on ſe l'imagine ; il n'y a que la vipere qui le ſoit. Il y a en Provence des Eaux, où il y a auſſi de ces ſerpens ; on en voit, dit-on, moins aux Eaux chaudes depuis que certains trous, d'où ils ſortoient en foule, ſont bouchés ; mais il y en a toûjours ; je n'ai pas eu le tems de faire ſur ce point les recherches que j'aurois voulu.

On compte mille hiſtoires comiques ſur ces animaux, le Peuple les croit enchantez, par une ancienne Magiciene, on parle de pluſieurs perſonnes du ſexe qui en ont trouvé dans leurs lits ; on ſe ſouvient auſſi d'une pauvre fille, qui avoit le timbre un peu felé, & qui s'imagina en ayant ſenti un, qui s'entortilloit à ſa jambe, qu'elle étoit tentée ; elle faiſoit un vacarme étonnant, elle imploroit tout ſecours, on eut toutes les peines du monde à la convaincre, qu'elle n'étoit pas la ſeule, ou la premiere femme ; elle regardoit tous les aſſiſtans comme des animaux à ſon ſervice, & le ſerpent comme un ennemi fort à craindre ;

on ne dit pas ſi les Eaux guerirent le dérangement de ſon cerveau, je ne ſçai qu'en croire ; mais n'étoit-elle pas à plaindre, ce n'étoit peut-être que quelqu'une de ſes fibres plus ou moins tenduës, le plus petit changement nous fait extravaguer.

En quatriéme lieu, les curieux vont tous voir ce que l'on nomme l'*Eſpalungue* ou la Grotte, c'eſt une Montagne percée, le trou a plus de cinquante ou ſoixante pieds de hauteur, & autant de largeur, on s'enfonce dans la Grotte qui va un peu en ſerpentant, & qui a plus de trente toiſes de longueur, on a ſoin de brûler des torches pour y voir, & par ce moyen on aperçoit les ouvrages du monde les plus beaux, ce ne ſont que colomnes, ſculptures, & voûtes ſuperbes ; il n'eſt point d'ordre d'Architecture que la nature n'aye employé, corniches, frontiſpices, trumaux, tableaux ; tout s'y trouve, le Vulgaire y aperçoit le cheval du Grand *Roland*, la cuiſine de ce Héros, ſes armes, &c. le pavé ne paroit pas moins enchanté, ce ne ſont que parquets, que pierres, qui

paroiſſent des criſtaux, & du marbre le plus riche; l'Eau coule goute
à goute en divers endroits, elle
s'apierrit & forme mille petites fi-
gures, des ſtatuës, des coupes, des
ſiéges, &c. en un mot le tout paroit très-bien ſimetrizé; auſſi dit-on,
que Meſſieurs les Rois Maures y faiſoient leur habitation, aujourd'hui
ce ne ſont que les chauve-ſouris, il
y en a une quantité qui infecte tous
ces beaux apartemens, & qui fait
peur; ſi l'on y tire un coup de fuſil,
tout frémit pendant pluſieurs minu-
tes, vous croiriés que tout va crou-
ler, ce ne ſont enfin que les noirs
habitans de ces lieux, qui en ſouf-
frent, il en tombe à centaines, &
ils font un bruit le plus lugubre que
je connoiſſe; même ces animaux ſont
plus grands, & d'une couleur plus
rouſſe que ceux qu'on voit à la Ville.

On a ſoin d'emporter toûjours
quelque concretion, quoiqu'il y en
aye en quantité, elles diminueroient
bientôt s'il ne s'en formoit tous les
jours de nouvelles; je voulus auſſi
en emporter, je ne ſçavois quelle
prendre, de l'une je courois à l'au-

tre, tout me paroiſſoit ſuperbe, tout admirable, à la lüeur du flambeau, je fus ſurpris de voir au grand jour que ce n'étoit que de lourdes maſſes informes, qui n'avoient rien de plus particulier que tant d'autres morceaux de Rocher, je me défis de ce poids inutile.

Enfin, Madame, voilà qui eſt fait pour nôtre Valée; mais je ne dois pas oublier, que vous avez dans *Sevignac*, deux petites ſources minerales, l'une eſt *ſouffrée*, & l'autre eſt *Ferrée*, on s'en ſert quelquefois dans des tumeurs, des ulceres & des obſtructions.

Nous avons auſſi en Oſſau des Mines de plomb, où les Entrepreneurs ſçavent fort bien ſe ruiner: les Mines de fer qui ſont ſur le territoire *d'Aſſon*, pénétrent, dit-on, juſques en Oſſau: on ne ſçait comment les Romains tiroient tant d'argent des Pyrenées; comme le dit un Auteur ancien, nous n'en avons point de Mine.

Dans ma ſuivante, j'aurai l'honneur de vous conduire ailleurs; nous abandonnons *Oſſau*, dont j'ai à pei-

ne ébauché les mérites & les agrémens, que l'on goute bien mieux,
quand on a le bonheur d'y pouvoir
joüir de vôtre compagnie.

J'ai l'honneur d'être,

MADAME,

Votre, &c.

* * * * * * * * * * * * * : * * * * * * * * * *

XVII. LETTRE.

Madame,

Je ne sçaurois mieux faire en vous
parlant des Eaux que je vais examiner, dans cette Lettre, que de donner un extrait de celle que *Mr. de
Bergerou* a mis au jour sur la même
matiere ; vous connoissez déja que
je veux parler des Eaux de *Gan*. Mr.
de Bergerou un des plus anciens Medecins de France, Doyen de ceux du
College de *Pau*, connu dans toutes
nos Provinces, pour un Praticien
des plus consumés que nous ayons,

& furtout aimé & refpecté par fon
zéle pour la profeffion , par fa mo-
deftie , & par fa charité pour les pauvres , dit que les Eaux de Gan font
connuës dépuis peu de tems , mais
très-remarquables par les cures merveilleufes qu'elles ont faites, & par la
grande reputation qu'elles fe font ac-
quifes , elles font , dit encore ce
grand Medecin , ferrugineufes , fouf-
frées , & elles contiennent une fubf-
tance alkaline , elles font bonnes pour
les douleurs , pour certaines tumeurs,
pour les obftructions & pour bien
d'autres cas qui font rapportés dans
fa Lettre , avec tout l'ordre & toute
la précifion qui fied aux grands hommes,

On peut confulter facilement l'Ouvrage que j'indique, il eft entre les
mains de tout le monde ; mais vous
me permettrez de vous parler de ces
Eaux , felon que j'ai pû les connoître
par moi-même.

La Ville de Gan que nous regar-
derions prefque comme un Village,
ou au moins qui meriteroit beaucoup
plus le nom de Ville, fi elle n'étoit
pas fi près de celle de *Pau* ne ceffe

de vanter les vertus miraculeuses de ces Eaux ; elle est à une lieüe de nôtre Capitale dont elle oseroit presque se dire la rivale ; elle nous voudroit posseder tous pour nous mettre à portée de profiter de ses trésors ; ses habitans sont pleins de zele ; ils sont tous Medecins, tous occupés à chanter les merveilles de leur source, - Cette source se trouve hors la Ville du côté du midi, dans un Bosquet assez agréable pour l'Eté, il ne faut même pas oublier, qu'il est dans un terroir un peu marécageux, & rempli d'une glaise couleur d'ardoise, qui abonde beaucoup surtout du côté de la Fontaine, ce qui ne laisse point que d'être remarquable, lorsqu'on veut connoître exactement la nature de l'Eau.

La source est donc dans un endroit assez bas comme la Ville, qui est entourée de Côteaux où l'on recüeille du vin qui ose quelquefois entrer en lice avec nôtre *Jurançon*. L'Eau m'a toûjours paru un peu trouble étant portée à Pau ; je me suis moi-même transporté sur les lieux, & je n'ai pas été surpris de ce que l'Eau n'est jamais bien claire, j'ai vû évidemment qu'elle charrie dans le tems même le plus ferein certaines molecules d'argille d'une terre rougeàtre, furtout lorfque l'on fouffle un peu dans le tuyau de la Fontaine, d'ailleurs elle a un goût de terre & elle fent même la vafe.

Elle fent le fer que l'on y trouve au goût, elle rougit les pierres fur lefquelles elle paffe, mais elle n'a point le moindre goût, pas la moindre odeur de fouffre; rien n'indique ce mineral; j'ai plus d'une fois fait des experiences pour me convaincre de la verité de ce fait, & jamais, je puis l'affûrer, je n'ai vû l'argent noirci, jamais je ne l'ai vû changé.

Je ne fçai fi l'Eau fe trouble, fi elle augmente pendant les pluyes, & fi elle diminuë pendant les chaleurs; j'ai eu beau m'informer de tout avec fcrupule, l'un m'a dit que réellement elle devient quelquefois bourbeufe, l'autre m'a affûré que non; il me falloit beaucoup de peine, pour avoir des réponfes exactes; les gens du Peuple à qui je m'adreffois, pour des raifons particulieres, me paroiffoient fe méfier de toutes mes interrogation͛

Il feroit difficile de compter les malheurs qui font arrivés à cette fource ͥ
comme elle n'étoit il y a quelques années , qu'un petit bourbier, on a voulu l'embelir felon fes merites ; & à
proportion qu'elle s'acqueroit de la
reputation , on vouloit auffi l'embelir encore : on l'a tant changée,
difpofée de tant de façons, qu'enfin
le Public avouë, qu'elle eft mécon-
noiffable ; je ne fçaurois décrire
exactement la derniere modification
qu'on lui a donnée , on l'a changée
depuis que je ne l'ai vûë.

C'eft ici , Madame, ce qui me faifoit dire ailleurs, qu'il étoit toûjours
dangereux de vouloir toucher aux
fources minerales ; il n'eft tel que
de les recevoir comme la nature
nous les envoye ; j'ai fouvent trem-
blé pour les Eaux *Bonnes* , & je
crains que quelque jour on ne les
gâte , elles font pourtant prefque
les feules que nous ayons bien naturelles & bien légitimes.

Quoiqu'il en foit, l'Eau de *Gan*
qui n'étoit peut-être pas la même
lorfque je l'ai vûë, que lorfque

Mr. *de Bergerou* l'a examinée, a quelque chofe de particulier, outre ce que j'en ai dit ci-deſſus.

Elle laiſſe, étant évaporée, une certaine quantité de terre, avec quelque peu de Sel comme Alkalin, quelques particules de fer, comme on en trouvé dans l'argile même qui eſt vers la Fontaine, ſi on fait des experiences & des perquiſitions néceſſaires à ce ſujet.

Et pour reſumer; l'Eau de Gan eſt froide, un peu ferrugineuſe, & aiguiſée de quelque peu de ſel, ſans eſprit mineral, au moins qui ſe démontre bien évidemment, & chargée d'une terre qui peut fort bien troubler l'Eau, lorſqu'elle vient à abonder extraordinairement, comme à la ſuite des longues pluyes, &c.

Par les qualités de cette Eau, nous jugeons facilement des changemens quelle peut faire dans la machine, & par conſequent, il eſt aiſé de connoître les cas où elle peut convenir; par exemple, veut-on diviſer doucement des liquides, qui ſans être deſſechés, ſont pourtant lents & viſqueux; on ne ſçauroit mieux faire que de se servir d'une Eau armée de quelques particules ferrugineuses, qui remettroient elles-mêmes le ton des vaisseaux.

De sorte que si l'on trouve des estomacs lents & pleins des glaires mal divisées qui affaissent le principal organe de la digestion, & qui sont par conséquent cause que toute la machine va mal, on peut après d'autres remedes user des Eaux de Gan, qui conviennent, surtout aux filles, dont l'estomac n'est pas totalement dérangé, & dans lesquelles on n'a pas à craindre les convulsions, & la sécheresse, qu'il ne faut jamais perdre de vûë, pour ne pas donner des remedes qui augmentent la cause du mal.

Bien des gens craignent l'Eau de Gan à cause de la terre qu'elle charrie, mais on ne doit point s'arrêter pour cela, surtout dans les maladies que j'indique, ces parties d'argile sont absorbantes, & peuvent elles-mêmes détruire les aigres qui séjournent souvent, dans des estomacs affoiblis.

On se sert de ces Eaux dans toutes les obſtructions qui ne ſont point inveterées, j'ai vû des tumeurs qui tendoient vers l'Skirre, diſſipées preſque par l'application ſimple de ces Eaux; on s'en ſert pour certaines douleurs, pour certains rhumatiſmes on en uſe en boiſſon & en bain ; j'avois même coûtume de les faire prendre en boiſſon ordinaire & froides , à certains ſujets, & quelquefois coupées avec le lait.

Je dois auſſi indiquer des cas dans leſquels l'uſage de ces Eaux m'a fort bien réuſſi ; tout le monde ſçait qu'elles conviennent dans les fiévres intermittentes ; j'en ai gueri qui reſiſtoient à tous les autres remedes ; j'ai eu même lieu de remarquer que comme on l'a ſouvent obſervé , des Empiriques ſont quelquefois trop acharnés à ſe ſervir de certains ſpecifiques reçûs , & qui doivent être menagés beaucoup plus qu'on ne ſe l'immagine communement ; c'eſt en mêlant ces ſpecifiques avec les Eaux de *Gau*, ou d'autres ſelon le cas , que je crois, que l'on doit attaquer des fiévres opiniâtres très-ſujettes au moins à des recidives , ſi l'on n'emporte point les embarras qui les entretiennent , &

qui peuvent fouveut augmenter, par
l'ufage du Quina, ou par celui des
purgatifs réïterés trop fouvent. On
n'apelle pas communement des Medecins pour des fiévres intermittentes,
mais on feroit furpris fi l'on pouvoit
fçavoir combien on rifque dans les
maladies qui paroiffent fimples, fi l'on
eft dirigé par des perfonnes qui n'ont
pas une connoiffance bien exacte. de
l'hiftoire des Maladies, de leurs cau-
fes, & de l'économie animale la plus
reflechie.

Vous êtes fans doute étonnée,
que je n'aye pas parlé jufqu'ici des
miracles que l'on dit que les Eaux de
Gan font pour le calcul, & des vertus
fingulieres qu'on leur attribuë dans
certaines nephretiques ; mais, Madame, ce n'eft point des bruits vulgai-
res qui nous dirigent, nous laiffons crier
le Peuple, j'ai examiné avec attention plufieurs de ceux qui ufent des
Eaux de Gan pour la pierre, quelques-uns s'en trouvent foulagés, ils
rendent du gravier, & des glaires ; cela
eft-il furprenant ; quelle eft l'Eau fim-
ple, quelle eft l'Eau Minerale, quelle
eft la ptifanne la plus mince, qui

quelquefois

quelquefois ne fait point le même
effet, la .décoction simple de Chien-
dent, fait rendre souvent, comme
je l'ai vû, une quantité prodigieufe
de gravier ; mais plufieurs de ceux
qui vont à *Gan*, pour la pierre, ne
font point foulagés, il en eft au
contraire qui fe trouvent mal de
l'ufage de ces Eaux. Il n'y a qu'à
faire attention à la Lettre de Mr. de
Bergerou, on peut conclure de ce
qu'il dit, que, quoiqu'on aye voulu
croire que les Eaux de *Gan* font fpecifiques pour la pierre ; cependant il
faut bien fe garder de le penfer, elles
ne changent rien à un calcul que
l'on y plonge, elles agiffent en délayant, en débouchant un peu les
vaiffeaux réneaux, en facilitant la
route par laquelle le gravier eft obligé de paffer, mais fondent-elles le
calcul, non ; & quoique Mr. de *Bergerou* aye eu la bonté de citer la
Lettre d'un Avocat, qui fe déclare
avec toute fon éloquence pour les
Eaux de *Gan*, nous ne fommes point
émûs, Mr. *l'Avocat* a donné un plat
de fon mêtier, il faloit bien qu'il dît
quelque chofe en fe fentant foulagé

par les Eaux de *Gan*; mais je vous assûre que son avis ne forme pas même une présomption chez nous; un Poëte auroit fait quelques Vers, souvent on paye le Medecin & la Medecine, en les préconisant l'un & l'autre.

Il faudroit vous parler d'une autre source que l'on dit être à *Gan*, mais elle se trouve, ma-t'on dit, chez un Particulier, qui ne veut pas la laisser voir, je n'ai pas jugé à propos de lui demander des nouvelles de son trésor, il est, dit-on, homme à secrets; & après tout, les Messieurs de *Gan* comptent assez sur leur source principale, qui fournissoit, de mon tems, vingt pots d'Eau par heure; sans doute s'ils croyoient qu'elle n'eût pas toute sorte de qualités, ils feroient des recherches nécessaires, pour procurer encore au Public quelque autre source pleine de vertus. Enfin, si la principale venoit à manquer, comme il est à craindre, il nous restera toûjours une ressource.

J'ai l'honneur d'être,

MADAME,

Vôtre, &c.

XVIII. LETTRE.

Madame,

Les Eaux dont je vais parler, auroient dû venir après celles de la Vallée *d'Offau*, elles en font voifines, mais elles font prefque de la même efpece, que celles de *Gan*, & en verité, elles ne méritent pas d'être mifes dans la claffe des nôtres : j'ai voulu les feparer, tant je fuis oppofé à ceux qui les mettent de pair, il faut pourtant avoüer qu'elles ont leur mérite, & on les fréquente affez.

On les appelle les Fontaines d'*Ogeu*, elles font à quelque diftance du Village de même nom, dans un enfoncement marêcageux, ce qui me fit foupçonner qu'elles pouvoient bien fe troubler en hyver, on m'affure pourtant que non.

Elles font dans l'enceinte d'une maifonnete : il y a deux tuyaux affez abondans, & un Bain ou Baffin, qui paroît être bien ancien ; l'Eau n'eft ni froide ni chaude , elle eft un peu gluante , & bien tranſparente, preſque ſans goût , & ſans odeur , elle laiſſe pourtant certaine impreſ-ſion de fer ſur la langue , & noircit la teinture de noix de gales , ſans faire aucun changement à l'argent ; elle paroît boüillonner quelque peu, étant mêlée , aux liqueurs acides , & elle laiſſe après l'évaporation un ſédi-ment un peu ſalé , mais plus terreux , c'eſt une eſpece de vaſe couleur d'ar-doiſe qui paroît tenir du terroir des environs.

De ſorte que la terre , le fer , & un ſel plûtôt neutre que d'autre nature , ſont les mineraux qui entrent dans cette Eau , avec un peu d'huile ou de bitume , qui ne tient point du ſouffre , qui cependant lie les parties du mixte , & retient quelque por-tion de l'eſprit ignée qui caracteriſe l'Eau minerale naturelle.

Cette Eau a des uſages domeſtiques, & médicinaux , elle ſert aux ſains, & à quelques malades , peut-être ſem-ble-t'il à certaines gens que réüniſ-ſant ce double uſage, elle doit l'emporter fur celles que l'on croit ne pouvoir fervir que de remede.

Les fains s'en fervent pour boif- fon ordinaire, ils la trouvent égale en tous les tems, d'une douceur affez agréable, & très-legere, ils veulent même qu'elle aide l'eſtomac furchar- gé, & qu'elle le décraffe, ils y pren- nent quelquefois des Bains de déli- ce, par lefquels ils prétendent être bien mieux délaffés, adoucis, & humectés, que par ceux de l'Eau fimple, ils y lavent leur linge, & s'en fervent comme d'un favon qui leur femble d'autant plus commode qu'il leur épargne l'ordinaire, dont ils pourroient prefque fe paffer tant leur Eau eſt déterfive.

Les malades y vont pour s'y baig- ner, & pour y boire : comme l'Eau n'eſt pas affez chaude pour tout le monde, on a foin de la faire chauffer : ceux qui font attaqués de douleur fciatiques, de rhumatif- mes, & de douleurs aux articula- tions, prétendent y trouver beau- coup de foulagement : on y va pour les obftructions du bas ventre, pour les embarras des reins, pour ceux de

F iij

l'eſtomac , & de la poitrine. Ces Eaux ne ſont pas purgatives ordinairement, on péut en rendre par la métho-de commune : j'ai éprouvé qu'on peut les mêler avec du lait , qu'elles ne coagulent point, & avec les précautions néceſſaires elles peuvent faire du bien : elles ſeroient même , il faut le dire , fort eſtimées ailleurs ; mais nous ſommes trop riches en Eaux , il eſt des Provinces qui font fort valoir leurs Minerales, qui ſont de la même eſpece que celles d'Ogeu , nous voulons chez nous quelque choſe de plus efficace.

Je mets avec les Eaux d'Ogeu , celles de *St. Criſtau de Lurbe* qui ſont auprès du Village de *Lurbe* à l'entrée de la Vallée *d'Aſpe* & au pied d'une petite Montagne.

On y trouve quatre ſources qui paroiſſent être des filets de la même ; la *premiere* eſt dans un trou , elle vient de bas en haut , ſans tuyau , elle eſt preſque tiede, & un peu ſul-phureuſe , elle noircit l'argent , & elle contient quelques particules de fer, mais je penſe qu'elle eſt mêlée avec l'Eau non minerale : la *ſeconde* eſt fort abondante ; & évidemment mêlée , elle devient très-trouble pendant les pluyes, elle ſort d'un trou du Rocher, d'ailleurs , elle eſt ſans chaleur,ſans ſouffre, ſans goût, preſque, ferrugineux: la *troiſiéme* eſt abondante de même , elle eſt ſujette aux mêmes inconveniens , & n'a pas plus de proprietés : la *quatriéme* ſort dans un très-petit creux, elle eſt très-fraîche , & ne charrie pas le moindre mineral.

Je crois qu'il y a dans cet endroit deux ſources, l'une minerale, & l'autre qui ne l'eſt point, & ſuivant que l'une des deux abonde plus ou moins, elles donnent des compoſés differens : la premiere contient plus de mineral que toutes les autres : la quatriéme n'en contient abſolument point ; & les deux autres en contiennent fort peu. Ce détail n'eſt pas inutile il s'en faut beaucoup ; on eſt obligé quand on parle d'un remede prôné, ſurtout par le Peuple , de lui retrancher toûjours des vertus que l'ignorance a ſoin de lui attribuer.

Qui diroit, par exemple, que chacune de ces Fontaines a ſa vertu marquée: la premiere sert pour ce que l'on nomme des maladies de l'estomac, & l'on comprend sous ce nom la poitrine & le bas ventre : la seconde est recommandée pour les douleurs : la troisiéme guerit toutes sortes de dartres, & la quatriéme est efficace pour les maladies des yeux : les voilà b en partagées sans doute, il faut pourtant décompter.

Cette Eau a ses qualités, je l'avoüe, mais celle de la premiere Fontaine les contient toutes, & les autres empietent sur ses droits : celle-ci est bonne pour les douleurs, pour quelques maladies de la peau, pour la poitrine ; on y porte des enfans qui ont des obstructions ; & les deux autres peuvent servir comme de Bains domestiques pour temperer, surtout on doit retrancher à la quatriéme, sa prétenduë efficacité pour le mal aux yeux, tout au plus peut-elle les netoyer & les rafraîchir.

Les voisins de cette Eau s'en servent pour boisson ordinaire, ils ont même soin de choisir la plus minerale, dont ils font aussi d'autres usages domestiques, de façon que celle-ci

ne cede en rien à celle d'Ogeu; on peut
auſſi s'y baigner à l'abri.

Les Eaux dont j'ai parlé dans cette
Lettre ſont minerales très-certaine-
ment, on s'en ſert pourtant, comme
je l'ai rapporté en tout tems, on en
boit au repas, ſans que l'on s'en trouve incommodé; ceci me confirme encore dans l'idée que j'avois l'honneur
de vous propoſer à la fin de ma XV.
Lettre, les Eaux *bonnes*, les Eaux
chaudes, & toutes les autres, ne char-
geroient pas plus l'eſtomac que celle-ci.

J'eſpere que le Public ouvrira les
yeux, & je me flatte de voir un jour,
que lorſqu'on ira aux Eaux ce ne ſera point pour s'en gorger, pour s'en
noyer, pour ainſi dire chaque matin;
mais la plûpart boiront à leur ſoif;
ils boiront au repas ſans ſe gêner, au
contraire chacun aura cette émula-
tion, cette vivacité, & cette gayeté,
que la table inſpire, ſi l'on a ſoin ſur
tout d'avoir d'excellent vin, qui ſera
toûjours d'autant plus goûté & plus
ſalutaire, qu'on le prendra avec plus
de moderation.

J'ai l'honneur d'être,
MADAME,
Vôtre, &c.

F v

❋❋❋❋❋❋❋❋❋❋ ❋❋❋❋❋❋❋❋❋❋

XIX. LETTRE.

Madame,

Je feray mention dans celle-ci de plusieurs especes d'Eaux, dispersées ; comme elles ressemblent la plûpart plus ou moins, à quelqu'une de celles dont j'ai parlé, il ne sera pas nécessaire d'entrer dans un grand détail.

Je parle d'abord des Eaux de *Terfis*, il y a deux sources, très-chaudes, l'une plus que l'autre, elles sont ferrugineuses, & contiennent un sel comme vitriolé, elles sont fort actives, peu souffrées, la plus chaude est reservée pour les Bains, au lieu que l'on boit, & que l'on se baigne à la temperée; *Mr. Claffun*, Medecin de mes amis, m'a écrit qu'elles produisent de bons effets, dans les rhumatismes, qui viennent par froideur, & humidité, dans les paralisies & engourdissemens, des

parties, après des affections foporeu-
fes, elles réüffiffent fort bien en
douche, dans les furdités récentes,
& les bourdonnemens d'oreille, qui
dépendent d'une furabondance de fe-
rofités, elles ne paffent point pour
vulneraires, elles font purgatives, on
en prefcrit interieurement le moins
qu'il eft poffible.

Les Eaux *d'Ax* fi connuës même
des *Romains*, font très-chaudes, bitumineufes, & ferrugineufes, on
fe fert des Eaux & des Bouës, on
fe baigne dans l'Eau dont on boit
un peu, l'on fe plonge dans les
bouës pour les paralifies, les bouf-
fifures & les grands relachemens.

C'eft un traitement affez violent
que celui *d'Ax*; il faut être d'une
bien bonne conftitution, pour y
refifter, furtout fi l'on eft obligé de
plonger une grande partie du corps;
mais le Peuple s'imagine qu'il
n'eft rien tel que de forcer & de
preffer le mal, comme il dit; il en
eft qui perdent par leurs fueurs la
partie la plus douce & la plus néceffaire de leur fang, ils fe deffei-
chent en entier; je ferois d'avis

que l'on tâchât de faire revenir le vulgaire ſur ce point, que l'on deffendit à tous les Baigneurs de faire ſuër quelqu'un ſans un beſoin bien conſtaté, ou ſans ordre : j'ai vû des corps les plus robuſtes s'être uſés totalement, par une pareille façon d'agir qui me paroit toûjours à fuir pour peu que le malade aye le ſang vif ou les ſolides tendus : elle doit être extrêmement menagée & par des gens du mètier, elle ne convient qu'à des corps totalement *Spongieux*, à des *Cacochimiques*, il faut le dire, il faut le repeter, à tout le monde, c'eſt un grand abus qu'il faut reformer, j'avois ceci en vuë quand j'ai dit dans ma 14. *Lettre*, que tout le monde n'a pas beſoin de ſe coucher après le bain, tout le monde ne doit pas ſüer.

Je reviens en Bearn ; nous avons à *Ortez* qui eſt une de nos plus anciennes Villes, les Eaux de *Baure*, elles ſont un peu chaudes le matin ſurtout, fort tranſparentes, ſans odeur ni goût de mineral ; elles ſont de la claſſe de celle *d'Ogeu*, mais beaucoup plus foibles ; quelques Medecins des environs cro-

yent qu'elles n'ont pas plus de vertus que l'Eau commune, on y va
pourtant en foule, pour combattre, l'àcreté, la sécherefse, & la
rarefaction des humeurs, les chaleurs d'entrailles; on les recommande pour les maux au gofier, pour
les fluxions aux yeux &c. mais la
fituation avantageufe de l'endroit
& la bonne compagnie que l'on
peut y trouver, attirent plus de
monde que l'efficacité des Eaux.

Outre les fontaines falées dont
j'aurai l'honneur de vous parler ailleurs, il y a encore à *Salies* deux
petites fources dites de *Sourberan*
& *l'Eau de guerifon*; certaines gens
croyent qu'elles font minerales,
d'autres ne les reconnoiffent pas
pour telles, on va s'y rafraîchir.

On parle des Eaux de *Feas* &
d'Armendions à *Oleron*, elles font
de la même efpece, & elles ont
toûjours quelque petit ufage, il ne
faut qu'un coup de vent pour les
mettre en reputation.

Les Eaux de *Beirie* ont quelques
partifans & même de bonnes pro-
tections en Ville; elles ont gueri

des fiévres opiniâtres, des obſtructions des maux d'eſtomac mais elles
ſont auſſi de la baſſe claſſe.

Il y a au bois de *Moneinx* de petites Eaux dont bien des gens prétendent s'être bien trouvés, & en
bonne foy, elles ne valent pas la
peine d'être miſes en liſte ; j'ai pour
garant de ce que j'avance *Mr. de
l'Ample* Medecin de ce Païs-là,
& connu pour un de nos excellens
Pratitiens.

C'eſt, Madame, ſur ces ſortes de
Fontaines que je voudrois que l'on
fît des experiences, pour les orner, &
pour les bâtir, le Public ne riſ-
queroit pas grand choſe.

J'aurois auſſi à vous parler de
quelques autres fontaines moindres
encore que les précedentes, je me
contente de vous citer celle de la
côte de *Morlaas* ; quelques Païſans
ſe ſont imaginés que parce qu'elle
tarit l'hyver, & qu'elle eſt fort
abondante l'Eté, elle doit avoir
quelque vertu miraculeuſe, rien cependant moins que cela, elle eſt
fort bonne à boire, elle vient
aparemment de quelque reſervoir que

les froids de l'hyver glacent, &
voilà l'énigme expliquée ; voila les
vertus de l'Eau de *Morlaas* éva-
nouïes : il y a auſſi vers ces cantons
quelques fontaines pour leſquelles le
Peuple a certains préjugés qui ſont
peut-être de vrayes maladies, mais
les Medecins n'ont point d'inſpec-
tion ſur ces ſortes d'infirmités.

Chaque Ville, chaque Village voudroit avoir ſes Eaux, il ſemble
que les habitans de la Plaine en-
vient ce bonheur à ceux des Vallées.

J'ai l'honneur d'être,

MADAME,

Vôtre, &c.

❖❖❖❖❖❖❖❖❖❖❖❖❖❖❖❖❖❖❖❖❖

XX. LETTRE.

MADAME,

Vous avez vû que la Plaine n'eſt
pas le vrai ſéjour des Eaux, on n'y

trouve que quelques filets qui échapent à nos Montagnes, qui gardent
pour leurs habitans, leurs biens les
plus précieux.

Nous y revenons, & nous allons
entrer dans la Vallée *d'Aspe*, elle est
à l'occident de celle *d'Ossau*, les
murs, le langage, les terres, tout y
est étranger, pour un *Ossalois*, il
n'y a pourtant qu'une petite chaîne
de Montagnes qui nous sépare.

J'ai souvent pensé à chercher d'où
venoit cette difference, & je me suis
imaginé qu'il seroit bien agréable
de voir l'histoire des *Pyrennées*, depuis *Perpignan* jusqu'à *Bayonne*; ceux
qui nous décrivent avec tant de soin
les coûtumes du Nouveau Monde,
seroient étonnés eux-mêmes, de trouver en France, des jargons, des mœurs,
& des façons de se mettre si differentes.

En *Aspe*, par exemple, on pleure
les morts, en vers, & en rimes, en
chantant; ce sont des Dialogues, des
Elegies, quelquefois très-spirituelles,
des apostrophes à l'ame du mort, des
commissions qu'on lui donne pour
la parenté; comment cette vieille

coûtume s'eft-elle confervée ? On pleure auffi en Offau , mais point avec tant d'art ni tant de vivacité ; on y aime mieux la profe que les vers.

Les Eaux les plus connuës en *Afpe* font celles *d'Efcot* à un quart de lieuë du Village du même nom , elles font le long du *Gave* qui s'y mêle lorf- qu'il déborde ; il y a trois fources affez égales , & même affez abon- dantes , l'Eau en eft bien limpide, un peu tiede & huileufe , fans fouf- fre pourtant , au moins elle ne fait aucune impreffion fur l'argent , & elle tient plus du fer que de tout autre mineral ; quoique douce & prefque fans goût , elle laiffe fur la langue quelque âpreté ; le fédiment en eft fabloneux , & contient un fel, qui fait avec les liqueurs acides quel- que ébullition , que j'attribuë juf- qu'ici à la terre dont je n'ai pas été à même de le bien dépoüiller, l'Eau ne change prefque rien aux liqueurs acides , ou à celles de nature con- traire, elle contient du fer , du fel , de la terre, & de l'huile fpiritueufe.

Ces Eaux font d'un grand ufage, dans tout le païs voifin , on les em-

ploye pour les temperamens vifs &
boüillans , qui ne peuvent pas en fup-
porter de plus actives ; dans toute
forte d'obftruction , pour les poitri-
nes délicates , pour rafraîchir le fang,
mais furtout pour la nephretique , &
peu s'en faut qu'elles ne paffent pour
fpecifiques , pour cette derniere maladie ; elles ont fait rendre du gravier
en plufieurs occafions , mais elles ne
changent prefque rien à un calcul
que l'on y plonge , & ce n'eft qu'en
adouciffant , en humectant , & en di-
vifant très-legerement, qu'elles peuvent
agir fur les reins , & fur les autres
parties ; elles font auffi recommandées
pour les vieilles fiévres , ou plûtôt pour
les embarras qui font la caufe ou la
fuite de ces fiévres fi longues , comme
j'avois l'honneur de vous le dire ail-
lieurs *Lettre XVII.*

Il y a deux bains à *Efcot* , on
peut même y faire chauffer l'Eau.

J'ai confeillé à tous ceux qui font
à portée de prendre ces Eaux , de
ne point craindre de les mêler avec
du lait , & de les échauffer quelquefois pour augmenter leur vertu ape-
ritive , avec un fer rougi , comme

je le difois *Lettre XV*. Je n'ai pas aussi manqué de tacher de perfuader tout le monde d'en faire la boiffon ordinaire, furtout quand on eft fur l'endroit, par-tout on trouve prefque les mêmes préjugés, par-tout on eft obligé de repeter fouvent la même chofe.

– En avançant vers la Montagne, on trouve une efpece de Bourg nommé *Sarrance*, où il y a une devotion, où les ames pieufes ont accoûtumé d'aller faire des retraites, on eft fûr d'y être bien reçû par de très-honnêtes Religieux, qui fe font un plaifir & un devoir d'affifter tout étranger ; il y a dans cet endroit une petite fontaine à laquelle on attribuë bien des vertus, mais en verité il faut avoir tout autre préjugé que ceux de la Medecine, pour mettre cette Eau au nombre des minerales.

On m'a fait voir au-delà de Sarrance dans le Territoire de *Bedoux* une fontaine que l'on apelle *Carrole*. Elle eft le long d'un Ruiffeau fur le bord d'un Pré. Elle eft froide, elle charrie de l'ocre en quantité, de forte qu'elle eft ferrugineufe, comme fon goût l'indique aux Connoiffeurs. Cette fource n'eft pas fort connuë ; cependant comme des gens qui ont le fang coïneux, & fec, propre aux *ftafes*, aux hémorroides &c., m'ont dit s'en être bien trouvez : je ne doute nullement que l'on ne puiffe s'en fervir pour defobftruer des vifceres tendans à *l'opilation*, & pour corriger la lenteur de la bile, & empêcher le fang de tomber dans cet épaiffiffement qu'il m'eft permis d'apeller *mélancholique*, en parlant d'une Eau qui eft auffi près d'Efpagne, où la Medecine galante n'a pas encore pénetré, & où l'on m'entendra facilement.

Il eft bon de dire que ces Eaux peuvent être trop *feiches* par elles-mêmes, dans certains cas ; comme elles ne font pas huileufes, il feroit fouvent néceffaire de les mêler avec du lait ou du petit-lait, ou avec la décoction de ris, par exemple, ou de fleurs de mauve pour en ufer en boiffon ordinaire.

Remarquez s'il vous plaît, Madame, que cette Eau s'eft trouvée précifement dans les fonds apartenans à la famille de feu *Mr. de Laclede* célebre Medecin de ce Païs-là , comme ſi la Nature avoit voulu faire ſes efforts pour conſoler la Vallée de la perte d'un grand Maître , dont l'héritier de nom ne laiſſe pas de préconiſer les Eaux, avec beaucoup de connoiſſances, & d'experiences qu'il a faites , quoiqu'il ne ſoit pas Medecin.

Après l'Eau de *Carrole* vient celle de *Suberlaché* : celle-ci eſt dans le Territoire *d'Acous* & dans le Champ d'un Particulier , dont l'avarice ne permet pas au Public de profiter des Eaux ; il a la méchanceté de remplir continuellement de gros graviers un trou d'où l'eau ſort toûjours malgré lui : on devroit le punir d'autant plus, que l'Eau eſt tiede , *ſouffrée* , ferrugineuſe , & très-recommandable par les cures qu'elle a faites pour des maladies externes & internes , pour des rhumatiſmes , pour l'eſtomac , & toute ſorte de cronique où il eſt beſoin de reparer le baume naturel du ſang , ſon huile , ſa limphe , &c.

Il n'eſt point juſques aux bêtes , qui n'ayent éprouvé la vertu de ces Eaux : les Dames de la Vallée me faiſoient la grace de me compter

quelques cas où leur ufage avoit
réüffi, à des animaux pour lefquels
elles s'intereffoient; elles avoient même la bonté, de me demander avis
fur certaines maladies de ces mêmes
animaux cheris : je crûs pouvoir fans
compromettre la *Majefté Doctorale*,
ordonner quelques remedes ; pourquoi fe dérober à des occafions où
l'on peut être utile ; je connois de
mes Confreres qui ne defcendroient
pas jufques-là ; mais il en eft d'autres qui ne dédaignent pas de fon-
ger très-ferieufement, à toutes les
maladies des bêtes ; on dit qu'un
Medecin, dont le cheval avoit la
pouffe, étoit dans l'habitude de le
traiter comme *afthmatique*, & de le
mener aux Eaux chaudes, pour les
lui faire prendre ; comme il y étoit
un jour, le cheval ne fe trouvant
pas bien de la diette très-fevere que
fon *Maître Medecin* lui faifoit faire,
il décampa, & Mr. le Docteur fut
obligé de faire à pied, trois ou quatre lieuës fur les rochers ; ce n'eft pas
le premier malheur qui foit arrivé à
ceux de nôtre profeffion qui vont fe
facrifians pour le Public, & par monts
& par vaux.

Quoiqu'il en foit, il eft étonnant que les Confuls de la Vallée d'Afpe ne prennent pas des arrangemens pour ce qui concerne l'Eau de *Suberlaché*, on les accufe d'être plus occupés des procès que de ce qui regarde la fanté ; mais enfin ce feroit toûjours en fuivant le ftile des affaires que l'on fe plaindroit de la mauvaife foi du Proprietaire de *Suberlaché*, de fa rebellion au droit naturel, en concluant à le faire femoncer & corriger de fon mauvais procedé.

L'Eau que l'on nomme du *Poutrou* eft encore plus avant dans la montagne, au-delà du Village de *Borfe* le long du Gave, & fur le grand chemin d'Efpagne qui fut, dit-on, fait par les ordres de *Cefar*, & qui n'eft qu'un fentier très-rifqueux, qui prouve combien les Anciens étoient faits au péril.

Cette Eau du *Poutrou* eft mêlée, elle eft pourtant tiéde & ferrugineufe, on s'en fert pour les douleurs, on la recommande même pour la goute depuis qu'un homme de diftinction de la Province attaqué de cette maladie, les alla prendre, mais elles ne

font pas plus propres que tant d'autres, pour cette incommodité : on dit
encore que du tems des guerres d'Es-
pagne des Officiers s'en trouverent
fort bien pour la gravelle ; je veux le
croire : mais nous en avons de beaucoup meilleures, & celles-ci peuvent
tout au plus servir pour le Village de
Borse, où on les employe effectivement pour rafraîchir, pour assouplir
des visceres trop tendus, en débouchant les plus petits canaux, & en lo-
tion, pour des douleurs & pour quelques tumeurs, &c.

Il y a encore en Aspe des Eaux
que l'on nomme de *Laberouat* à *Les-
cun*, & celles de *St. Cristau Daidious* ;
il faut aussi ne pas oublier qu'il y a
une petite Fontaine dans la Vallée
de *Baretous*, toutes ces petites Eaux
ont leurs usages.

Il faut l'avoüer, Madame, les
Eaux d'Aspe ne valent point celles
d'Ossau : nous avons d'ailleurs le témoignage de Mr. *d'Orrun* grand Medecin de cette même Vallée d'Aspe :
il nous envoye tous les ans une quantité prodigieuse de malades, & il
convient que nos Minerales font très-

superieures

superieures : les *Aspois* ont beau vouloir nous disputer certaines prérogatives, nous sommes à tous égards plus forts qu'eux : vous sçavez qu'un bon Ossalois ne peut s'empêcher de parler ainsi.

De tout tems chacune des deux Vallées a voulu primer ; on en est venu jusqu'à des combats très-sanglans : j'ai même vû une querelle assez sérieuse, & dont j'étois la cause en quelque façon.

Il s'agissoit des Medecins des deux Vallées : l'Aspois juroit pour Mr. *d'Orrun*, & l'Ossalois pour Mr. *Monclus*. Il est doux pour les gens de la Profession de s'affectionner ainsi les personnes même du vulgaire.

Chaque Champion relevoit les vertus de son Héros : ils s'accorderent enfin, & ils convinrent que Mr. *d'Orrun* étoit très-habile homme, très-doux, & très-nécessaire à sa Patrie. On peignit Mr. Monclus comme un homme fort actif, très-zélé & très-affectionné pour les malades.

J'ai compris même qu'il l'étoit au point, qu'il ne croyoit pas de voir souhaiter qu'un autre s'établît en Osſau , pour tacher de le décharger de tant de Pratiques qui l'accableroient ſi Mr. de *Sudre* n'en partagoit avec lui quelqu'une , dans nos Villages de la Plaine.

Ne ſeroit-il pas à propos de rapporter ici ce vieux proverbe répandu dans le vulgaire , il n'eſt point d'envie au deſſus de l'envie d'un Medecin : on nous a voulu dépuis long-tems faire ce reproche ; je voudrois bien en ſçavoir la bonne raiſon, & avoir l'honneur d'être auprès de vous pour profiter de vos reflexions ſur cet article.

J'ai celui d'être ,

MADAME,

Votre, &c.

XXI. LETTRE.

Madame,

Quoique je n'aye pas pû moi-même me rendre ſur les lieux pour examiner les Eaux dont je dois parler dans cette Lettre , je dirai pourtant ce que j'en ai apris par le rapport des Medecins célebres de ce Canton.

Ces Eaux font celles des *Basques*, ils en ont quatre fources, celles de *Cambo*, *Ville-France* , & *Larre* en *Labour* , & celles de *Lacarre* en *Navarre*.

Les Eaux de *Cambo* font un peu plus que tiedes, claires & tranfparentes , elles répandent au-deffus de la Fontaine un broüillard épais avec une odeur de fouffre très-forte , elles ont un goût d'œuf couvé ; une piéce d'argent & *un œuf* étant plongé dans l'Eau à la fource devinrent en moins d'une minute jaunâtres , & bientôt après ils parurent noirs.

Le refidu des Eaux contient une matiere que l'aiman attire ; fi l'on en jette une portion fur les charbons ardens, on voit une flâme bleuàtre , & l'on fent l'odeur du fouffre brûlé, il boüillone avec l'efprit de nitre ; de façon qu'il eft démontré que le fouffre & le fer dominent dans ces Eaux, qui renferment auffi une matiere alkaline , ou qui boüillonne avec les acides.

Elles contiennent une portion de cet esprit mineral, de cette matiere éterée, qui en fait la principale vertu, qui échape à l'analife chimique; elle eft fi fubtile qu'elle s'évapore promptement, peut-être même, dit-on, à travers les pores du verre.

Ces Eaux puifées à la fource, perdent dans vingt-quatre heures une grande partie de leur odeur, & de leur goût; elles ne teignent plus l'argent, & elles pefent beaucoup fur l'eftomac, de façon que pour les faire tranfporter, il faut ufer de toutes les précautions dont j'ai parlé (*Lettre XV.*) & de quelque façon que l'on s'y prenne leurs effets font plus lents, & beaucoup moins confiderables que fi l'on en ufoit fur les lieux.

Nous pouvons donc mettre ces Eaux au nombre de celles qui ne fouffrent point le tranfport, & qui gardent toute leur efficacité pour les habitans des lieux, ou pour ceux, qui fe donnent la peine de fe rendre fur l'endroit.

On les employe en général, quand il s'agit de renforcer les parties folides, & détruire les épaississemens qui ne font pas inflammatoires quand on veut déboucher des canaux obftrués, & augmenter les fecretions des urines & de la tranfpiration, &c.

Il faut auffi remarquer qu'elles vuident copieufement par les felles, felon le raport de Mr. *Delifalde* grand Medecin de *Bayonne*, qui a fait les experiences que j'ai rapportées.

Ces Eaux font prefque comme les Eaux *chaudes d'Offau*, mais elles purgent, & les nôtres conftipent fouvent, de façon qu'il faut foupçonner quelque fel un peu vif, qui picquote les inteftins, & qui paroît indiquer que fi ces Eaux font bonnes, quand les premieres voyes font laches, & *embourbées*, on doit bien fe garder de les ordonner, quand elles font foibles, & lorfqu'on craint des humeurs fougueufes, qui deborderoient fi l'on les animoit trop : telles font les Eaux de *Terfis* dont il eft toûjours bon de fe difpenfer autant qu'il eft poffible.

Les Eaux de *Villefranche* font

froides, troubles & ont un peu le
goût du fer : elles ne contiennent
qu'une terre argileuse qui reste seu-
le après l'évaporation : on les employe contre la rarefaction du sang,
contre les aigres de l'estomac & lorfqu'on veut décraffer les reins ou la
peau, &c. elles paffent par les
urines, mais peut - être moins que
l'Eau commune, felon l'obfervation
de Mr. *Delifalde*.

Les Eaux de *Sarre* & celles de
Lacarre font de même nature, fans
odeur ni goût de mineral, un peu
aperitives, & peu en ufage.

Telles font nos petites Eaux dont
j'ai parlé *Lettre XIX*. Telles celles
de *Gan*; ce font des minerales
fauffes, comme factices, elles ne
contiennent point le Baume précieux qui fait les Minerales proprement dites, elles font des
avortons, ou des monftres bien diffé-
rentes des légitimes.

J'ai l'honneur d'être,

MADAME,

Votre, &c.

XXII. LETTRE.

MADAME,

Nous nous écartons encore du Bearn, & nous allons parler des Eaux de *Cauterez* ; *Mr. de Borie*, de Pau, Medecin d'une très-grande reputation, & dont je ne sçaurois détailler les merites sans être suspecté , comme son parent , a donné il y a quelques années, un Ouvrage sur ces Eaux , je ne ferai que l'abreger , & je serai heureux si je puis rendre ce qui y est circonstancié avec beaucoup d'éxactitude,& ce qui se confirme tous les jours par mille experiences.

D'abord , il faut observer qu'il y a à *Cauterez* plusieurs sources , celle de *Larraliere* , celle de *Courberes* , de *Bayard*, de *Mauhourat* , celle du *Bois*, des *œufs* , & celle que l'on nomme *des Bains*.

Toutes les Fontaines ne different que du plus au moins, on trouve dans toutes beaucoup de souffre , du fer,

& du sel mêlé avec quelque peu de terre, toutes ont l'odeur d'un œuf couvé, elles noirciffent l'argent, elles donnent quelque legere marque d'al-kalinité, elles teignent en rouge, & en brun noir la teinture de noix de gales, elles contiennent beaucoup de vapeurs actives qui se font sentir au loin, & elles charrient des glaires blanchâtres qui étant sechées pren-nent feu, elles font onctüeufes, plus ou moins, graffes, bitumineufes, & chaudes à differens dégrez.

Celle de *Larraliere* n'eft pas connüe depuis long-tems, elle se trouve sur la croupe d'une Montagne à quelques diftances des maifons, elle eft affez abondante, on peut s'y baigner, elle eft tiede & la plus frequentée.

Elle réünit effectivement toutes les vertus des autres; & il faudroit en-trer dans un grand détail pour exa-miner toutes les maladies pour lef-quelles on va boire à cette fource : en general ces Eaux conviennent pour toute forte de maladies de l'eftomac, elles gueriffent les vomiffemens habi-tuels, qui peuvent paffer pour incu-rables, s'ils refiftent à ce remede : el-

les font bonnes pour toutes les indi-
geftions, pour les dérangemens d'ape-
tit, pour tous les cas dans lefquels
les perfonnes du fexe, ont une efpece de fureur, de vouloir fe nourrir des chofes qui leur feroient très-
pernicieufes, fi on les leur permet-
toit.

Il a toûjours paru difficile d'expliquer tous ces dérangemens, qui
ne paroiffent fouvent entretenus,
que par l'imagination : vient-on à
parler d'un aliment quelconque devant certaines filles, leur cerveau fe
monte fur un certain ton, elles ne
défirent, elles ne veulent, elles ne
peuvent fouvent retenir que ce
qu'elles demandent ; on pourroit, ce
femble, rendre raifon de pareils phe-
nomenes, dans le fiftéme de quelques récens, qui prétendent, après
les Anciens, que l'ame fait tout
dans le corps, qu'elle le meut,
qu'elle le dérige, qu'elle le change ;
mais il faudroit entrer dans des difcuffions plus métaphifiques que mé-
dicinales ; il fuffit qu'un Medecin
fçache qu'il doit toûjours faire attention aux paffions des malades,

qu'il doit, suivant l'occasion, s'oppo-
ser vigoureusement, ou ceder à leurs
désirs, observant de ne point tomber, dans une trop grande séverité,
qui seroit pernicieuse autant qu'une
trop grande complaisance ; il suffit
qu'il sçache que les Eaux de *Larralie-*
re sont efficaces, pour cette incommodité ; on les vomit souvent, à
la premiere, à la seconde fois ; mais
on ne doit pas se rebuter, on doit
aller en tâtonant, en suivant ma
méthode, de boire souvent, & peu,
à toute heure, &c.

Il est encore constant que ces Eaux
conviennent à certains *poitrinaires*,
ces maladies paroissent incurables à
presque tous les étrangers, mais
nous sommes accoûtumés à les voir
guerir, ou au moins pallier ; je puis
assûrer que j'ai vû à Cauterez quatre ou cinq personnes, qui suivant
le raport qu'elles m'ont fait, doivent
évidemment la vie à ces Eaux ; ils
avoient craché le sang, & le pus,
ils avoient été en fievre lente, vers
la fin de leur dernier dégré, &c. Ces
Eaux valent autant que les Eaux
Bonnes, lorsqu'il y a dans la poitri-

ne un certain relachemenr, un *em-bourbement* des humeurs ; mais les Eaux *Bonnes*, comme plus douces conviennent mieux dans les poitri-nes feches, dans les pulmonies qui viennent par un éretifme des folides, lorfqu'il y a des *tubercules fecs*, &c.

Toutes les obftructions, les maux à la tête, ceux de tous les vifceres, ne refiftent point à ces Eaux, pourvû qu'on aye foin de les menager, & qu'on prepare les malades par des boüillons, par du lait, avec lequel on peut mêler l'Eau, dont on fe fert auffi pour les playes, les ulceres, &c.

En un mot, il eft impoffible de ranger fous certaines claffes les maladies pour lefquelles on vient en foule aux Eaux de *Cauterez* : elles font très-fréquentées : la plûpart s'en trouvent bien, mais il en eft beaucoup qui ont befoin d'ufer de grandes précautions; ces Eaux peuvent être nuifibles, elles peuvent échauffer, & devenir pernicieufes, furtout pour des malades qu'on envoye prefque mourans, & qui auroient dû ufer de nôtre Remede depuis long-tems.

La Fontaine de *Courberes* eft un

peu plus chaude que la précedente,
elle n'eſt point auſſi frequentée, &
on parle beaucoup à ſon occaſion,
d'une ſource que l'on prétend être
cachée par un Païſan, parce, dit le
Peuple, que comme elle contient du
mercure, & comme elle eſt par conſequent bonne pour les maladies, qui
ſont du reſſort de ce mineral, ceux
qui veulent être les ſeuls gueriſſeurs
de ces ſortes d'incommodités font
cacher cette ſource ; mais c'eſt ici un
de ces bruits populaires que j'ai taché de détruire, en deſabuſant ceux
qui étoient prévenus contre des ou-
vriers, qui leur paroiſſoient trop
mercenaires ; on m'a auſſi nommé
cette ſource celle du *Pré*, elle eſt le
long du *Gave*.

La Fontaine *Bayard*, a tiré ſon
nom d'un Seigneur diſtingué dans
nôtre Province, & qui avoit accoûtumé d'aller prendre cette Eau, elle
eſt beaucoup plus loin que Larraliere,
elle a un petit tuyau, & elle me paroît être de la même nature, & convenir dans les mêmes cas.

Celle de *Mauhourat* ou *Mauvais
trou* eſt auprès de la *Bayard* dans un

trou effectivement, ou dans une fente
d'un Rocher, d'où elle fort affez ir-
regulierement, il faut defcendre dans
une efpece de puis, pour arriver à l'endroit où fe trouve l'Eau, dont on fe
fert à peu près comme des autres:
elle eft affés chaude, elle charrie beaucoup de fouffre, elle ne change rien
aux liqueurs alkalines, ni prefque
aux acides.

Ce qu'on doit obferver avec attention, par raport à cette fource, car
on trouve dans la voute du Rocher
des fleurs falines, qui paroiffent être
formées par la fumée qui s'éleve de
l'Eau, & qui donnent toutes les
marques d'acidité, elles font aigre-
lettes, elles boüillonnent avec l'huile
de tartre, & rougiffent le fyrop
violat & la teinture de tournefol: il
y auroit bien des remarques & des recherches à faire fur ce fel, je penfe
qu'il pourroit avoir des ufages medicinaux, j'ai oüi dire qu'il étoit
purgatif &c. Mais, je le repette, l'Eau
ne donne pas la moindre marque
d'acidité, elle ne change rien au
lait, que je fçache, &c.

La Fontaine du *Bois* fe trouve fur

la même Montagne beaucoup plus
haut, que les deux précedentes ; elle
eſt très-chaude, de la même nature
que toutes les autres ; on peut s'y
baigner pour les douleurs, les para-
liſies, &c. comme dans les autres
bains dont je parleray plus bas.

La Fontaine des *œufs* eſt à quelque
diſtance de la Bayard, préciſement le
long du Gave, qui dans cet endroit,
fait une des plus belles caſcades que
l'on puiſſe voir ; il y a tout à craindre en allant voir cette Eau, auſſi
n'y va-t'on pas ordinairement, il faut
ſe laiſſer gliſſer ſur un Rocher, j'y deſ-
cendis, & je ne pus pas porter avec
moi, mes atirails chimiques, je trouvai l'Eau très-chaude ; d'ailleurs
comme les autres, je reſolus de ne
point m'expoſer à lui aller faire une
ſeconde viſite, je l'appellai la fontaine
des Diſtraits, il faudroit ſans doute
qu'ils fuſſent plongés dans des médi-
tations bien profondes, s'ils n'étoient
pas reveillés & ſaiſis à l'aſpect d'un
précipice affreux, & au bruit du Gave, qui fait tout trembler dans cet
endroit.

Les Eaux que l'on nomme *des*

Bains, & dont on peut boire auffi, font plus près des Cabannes, & dans une autre Montagne; elles étoient apparemment les feules que les Anciens connoiffoient : les Bains font faits à leur façon.

Le Bain *d'en haut*, qui n'eft qu'un grand Baffin a deux grands tuyaux, l'Eau y eft très-chaude, très-huileufe, elle a en un mot, les mêmes qualités que celles dont on boit.

Le Bain *du milieu*, eft encore un grand Baffin, il eft très-abondant, il eft plus bas que le précedent, il eft moins chaud.

Le *petit Bain*, qui eft auprès d'un autre que l'on apelle la *Cuve de paufe*, a deux tuyaux, dont l'un fournit une Eau très-chaude, & l'autre beaucoup moins; il fournit à quatre Bains que l'on nomme *des Peres*, où l'on a la commodité, de donner à l'Eau, la chaleur que l'on juge à propos, à la faveur de deux robinets.

Voilà bien des Bains de tous les degrés, auffi les prend-on pour toute forte de maux, fuivant que l'on veut ou fe rafraîchir, ou s'a-

nimer dans les douleurs, les paralifies, & toute forte de rhumatifmes ;
j'ai même vû des gens, qui avoient
des rhumatifmes, avec fecherefſe &
aridité des parties, qui fe trouvoient
bien des Bains même les plus chauds,
fans doute à caufe du Baume des
Eaux ; mais ils auroient mieux fait,
de commencer par les Bains le moins
violens, pour venir enfuite aux plus
forts, &c. Car je ne fuis pas abfolument de l'avis des Medecins qui
n'ofent jamais tenter quelque chofe
d'un peu actif, quoique la grande
chaleur paroiffe pouvoir fecher les
parties, à la longue, & deffecher même le fang, comme je le difois *Lettre XIX.*, cependant elle leve fouvent des obftructions, elle détruit
des embarras, qui occafionnoient la
fecherefſe ; mais il faut être du mêtier, & bien comparer tout avant
de fe déterminer.

On demande fi on ne pourroit pas
faire defcendre quelqu'une de ces
fources jufqu'au Vallon où les Cabanes fe trouvent, on épargneroit
bien de la peine aux malades qui
font obligés de monter fur la Mon-

tagne, ou de s'y faire porter à grands fraix, à mon avis on le pourroit fans doute, & je m'étonne qu'on ne l'ait point fait ; on n'auroit qu'à faire paffer l'Eau dans des Canaux de brique, & elle ne perdroit prefque point dans fon trajet, au moins on pourroit rifquer une fource ; il n'eft pas queftion ici d'aller foüiller pour chercher l'Eau, ainfi ce que j'ai dit ailleurs, (*Lettre* 11*e*. 17*e*. & 19*e*.) ne doit pas changer l'idée que je propofe actuellement.

Nos Anciens *Bearnois* avoient fouvent recours aux Eaux de Cauterez, & ils ont fans doute donné naiffance au Proverbe dont on fe fert encore aujourd'hui, *à Cauterez qu'at anets deberfe* ; mais on ne fçait pas bien quel eft le fens dans lequel on doit prendre le Proverbe qui paroit ironique ; je crois qu'il l'eft réellement, & que l'ironie, ne tombe pas fur la nature de l'Eau ; mais qu'elle indique combien il étoit difficile de fe tranfporter fur les lieux ; il y avoit effectivement des chemins affreux, que l'on a rendus très-praticables, de façon qu'on ne peut

gueres dorénavant fe fervir de ce
Proverbe, qui tombe auffi depuis
que les Eaux bonnes, les Eaux
chaudes, & celles de Gan, enlevent beaucoup de pratiques à celles
de Cauterez, qui changent par le
tranfport, au point, que les bons bûveurs, croïent qu'il faut fans fe fervir
d'une taffe, ou d'un verre, apliquer fa
bouche au tuyau de la fontaine, &
avaler ainfi, à longs traits, la liqueur
précieufe. J'ai l'honneur d'être,

MADAME,

Vôtre, &c.

XXIII. LETTRE.

MADAME,

Il n'eft point d'Eau minerale,
dont la reputation foit auffi étenduë
que celle de *Bareges*, elle eft connuë dans tout le Royaume, & chez
les étrangers, on y vient en foule
des Pays les plus éloignés, & il femble que ces Eaux acquierent tous les
jours, que tous les jours elles fe
rendent recommandables, par les
cures merveilleufes qu'elles operent.

Cependant, j'ose le dire, elles ne font pas connuës aussi exactement qu'elles devroient l'être, & il est à propos, que je fasse un détail de ce qui peut servir aux Medecins qui ne font pas à portée de se transporter sur l'endroit.

Je suivrai ma méthode ordinaire, je décrirai le local, la qualité, & la difference des sources, en reduisant à des régles générales, les observations particulieres, il faudroit un volume, si l'on vouloit circonstancier tous les faits que les gens du mêtier sçavent prévoir, pourvû qu'ils connoissent les proprietés d'un remede.

Sans doute, il est nécessaire, de parler du nombre des Fontaines ; je l'ai fait exactement jusqu'ici, & nous serions satisfaits, si quelqu'un avoit entrepris ce travail avant moi, nous pourrions connoître les changemens qui font arrivés aux Eaux ; par exemple, nous sçaurions exactement, si, comme le disent certaines gens, les sources de Bareges étoient originairement semblables, en tout, si on les a défigurées ou changées par les travaux que l'on y a faits, fi elles ont perdu, & fi on doit s'attendre, aujourd'hui à des cures, auffi furprenantes que celles d'autrefois.

Bareges, dans l'endroit où font les fources, n'eft qu'un très-petit Vallon, entouré des plus hautes montagnes : ce Vallon étoit prefque inacceffible autrefois ; mais aujourd'hui, on a fait conftruire des chemins, dans lefquels on paffe fans nul rifque, toutes fortes de voitures peuvent y parvenir : on regardoit dans ce Païs-là, comme un miracle de voir des chaifes roulantes & des charrettes, on alla voir par curiofité, les premieres qui y arriverent en 1744.

Cet endroit ne fçauroit être habité que quelques mois de l'année, les neiges abondantes, le rendent impraticable pendant l'hyver qui y eft trèslong, & ces mêmes neiges écrafent fouvent des maifons que l'on bâtit autour des Fontaines.

Quoiqu'on ne voye le Soleil que tard à Bareges, cependant il y fait chaud l'Eté, au moins pendant le jour, la chaleur s'y renferme, & augmente par les reflexions des Montagnes ; les nuits y font quelquefois fraîches, on ne fçauroit trop remarquer ceci ; la premiere précaution qu'on doit avoir, eſt de ſe bien couvrir en tout temps, je le diſois en parlant des Eaux *bonnes*, & *chaudes*, qui ſont en ceci ſemblables à *Bareges*.

Les Etrangers ne doivent pas craindre d'y manquer de quelque choſe, quoique le local ne paroiſſe pas être à portée, on y trouve tout ce qui eſt néceſſaire à la vie. Comme ce ſont ici des Eaux que le Roi a choiſies pour ſes troupes, ſes ordres ſont exécutés, par la vigilance & l'attention de *Mr. l'Intendant*, qui s'eſt lui-même tranſporté ſur l'endroit pour corriger certains abus, qui pouvoient s'être gliſſés.

Òn ne fçauroit croire quelle eſt la bonne compagnie qui s'y trouve : tous les Officiers, tous les Seigneurs qui ont été bleſſez ſe raſſemblent pour y venir reprendre leur ſanté & pour s'y refaire des fatigues de la guerre.

Les bains & les Fontaines y ſont à couvert, on y a fait des bâtimens ſuperbes, & qui ſe reſſentent de la magnificence , & de la bonté d'un Maître, qui n'épargne rien pour le bonheur de ses Sujets.

Il a même voulu choisir un *Directeur* de ces Eaux, qui fût homme de la profession, & chargé de maintenir l'ordre pour les pansemens des malades &c. Et je ne sçaurois oublier combien il est flateur pour le *Bearn*, qu'on puisse trouver chez nous un sujet capable de remplir cette place ; il est bien doux d'ètre regardé comme un homme essentiel, pour la patrie ; vous le sçavez, Madame, *Mr. Bentejac* un de nos meilleurs Maîtres de Pau, jouit actuellement de ce bonheur, il a sçû se mettre à même d'occuper une place qui demande beaucoup de science, de l'experieuce, & surtout une grande connoissance de l'Anatomie , & de la Chirurgie la plus récente, & la mieux raisonnée, pour pouvoir faire souvent des operations, les plus essentielles ; je le repette le *Bearn* doit se féliciter de pouvoir fournir des sujets si utiles.

Il y a trois sources à *Bareges*, sept tuyaux & cinq bains, la premiere source, ou la *plus chaude*, est réellement très-chaude & très-abondante : la seconde ou la *temperée* , est moins abondante, & moins chaude : la troisiéme enfin ou la *tiede* , est la moins chaude , & beaucoup moins abondante que les deux autres.

L'Eau de toutes ces sources , paroît être de l'huile , tant elle est gluante, grasse & bitumineuse. Elle est toûjours extrêmement chargée d'une infinité de flocons blanchâtres comme graisseux , & qui se rassemblent pour former des glaires coïneuses , comme des blancs d'œufs, & qui lorsqu'elles sont seches prennent feu comme du souffre, qui abonde tellement qu'une Tasse d'argent avec laquelle on puise l'Eau devient sur l'instant comme du plomb : on sent ce souffre de bien loin, il paroit former en partie les vapeurs épaisses qui couvrent quelque fois les Fontaines ; veut-on boire cette Eau, on sent la bouche, comme empâtée, comme pleine d'une liqueur oleagineuse, qui a un goût un peu sucré, on sent l'odeur des œufs couvez, on voit petiller l'Eau dans un verre où l'on l'expose , elle pasoit remplie d'esprits, qui la font mouvoir continuellement, elle est dans une action perpetuelle.

Les experiences m'ont démontré qu'outre le souffre, il y a dans ces Eaux, du sel, du fer, & *une espece de Vitriol*, à peu près comme dans les Eaux *bonnes*, les *chaudes*, & celles de *Cauterez*, de façon qu'il seroit inutile de repeter ici le resultat de mes operations. Il y a donc trois sources à *Bareges*, elles sont differentes, au moins en degré ou en force, on le sçaura actuellement, & tout Medecin étranger pourra prescrire aux malades qu'il enverra, celle qu'il jugera à propos ; on ne verra plus à *Bareges* des gens, mal instruits qui s'exposent beaucoup en se traitant eux-mêmes, pour ne pas vouloir se fier, aux Maîtres qui se trouvent sur l'endroit.

Mais d'où vient la difference de ces sources ? Ne peut-on pas croire que celles qui ne sont pas aussi chaudes que la premiere sont mêlées, & ce mêlange n'empêcheroit-il pas souvent que les malades ne fussent soulagés ? Ces doutes m'en ont fait naître d'autres que j'auray soin de vous communiquer

communiquer dans la suite.
J'ai l'honneur d'être,
MADAME,

Votre, &c.

❖❖❖❖❖❖❖❖❖❖:❖❖❖❖❖❖❖❖❖❖

XXIV. LETTRE.

MADAME,

Tout le monde sçait que les Eaux de *Bareges* sont très-en usage, pour les vieilles playes d'arme à feu, on n'y voit presque que des blessés, cependant il y a bien de remarques à faire à ce sujet.

Il est bon que l'on soit averti que les playes ne guerissent pas toutes, il en est d'incurables, on doit ne pas l'oublier, pour ne pas trop attendre des Eaux, mais comme elles font tous les jours des miracles, ausquels les plus habiles Maîtres n'oseroient s'attendre, il vaut mieux ne pas se passer d'un remede aussi recommandable.

H

Il faut auſſi qu'on faſſe attention
que les Eaux n'agiſſent qu'en déter-
geant, en fondant les calloſités, en
excitant les ſuppurations, en arrê-
tant les caries, pour procurer les ci-
catrices loüables : il eſt donc néceſſaire qu'elles puiſſent pénetrer les
moindres replis d'un ulcere ; il faut
faire les ouvertures néceſſaires pour
cela ; on ne doit pas envoyer des
malades qui ne ſoient pas bien prépa-
rés, où l'on eſt forcé de les retenir
beaucoup plus long-tems ſur les lieux.

Par rapport à la façon de traiter
les playes, il eſt bon de remarquer
qu'il ne faut pas y aller trop vivement,
comme le font certaines gens qui
croïent que plus ils pouſſeront l'Eau
avec force, & plus elle pénétrera,
& fera de bons effets, au contraire
elle détruira les chairs tendres qui *pul-*
luloient;elle écraſera tous les petits vaiſſeaux, & l'ulcere loin de diminuer
augmentera toûjours, la même raiſon qui fait que nous ne nous ſervons
plus de ce grand appareil, de tentes
de bourdonets bien ſerrés, & d'em-
plâtres avec leſquels on rempliſſoit
& on *bourroit*, pour ainſi dire, une

playe, les mêmes raisons nous empêchent d'injecter les liqueurs, dont nous nous servons avec trop de véhemence, mais nous faisons pleuvoir sur l'ulcere une douce rosée, dont la force est proportionnée à la resistance des chairs, & nous voyons avec plaisir que tout va comme il faut ; j'insiste sur cet article, il est essentiel pour nos Provinces où la plûpart des Maîtres pratiquent la vieille Chirurgie.

Les Blessés qui veulent venir à Bareges doivent être d'un temperament robuste, surtout qu'il n'y aye que *Mars* qui soit la cause de leurs blessures ; je dis ceci pour Messieurs les Officiers : ils sont impatiens souvent, pressés de servir le Roy, ils veulent guerir vite, ils s'exposent aux Eaux les plus chaudes, & ils courent grand risque de sentir un peu trop la force du remede, qui est si violent pour certains temperamens, qu'il en est qui en consequence d'une douche, d'un demi bain, ou d'un bain ont la fiévre, des chaleurs, des toux, des crachemens de sang, &c. d'ailleurs on doit beaucoup se ménager

en ufant des Eaux de Bareges, on
ne fait point cas d'une bleffure, à
la main ou à la jambe, on mange,
on boit, on joüe, on perce les nuits,
& l'on trouve enfin que le remede
n'a pas agi, ou qu'il a produit de
mauvais effets; cela n'eft pas furprenant.

Si l'on veut avoir la patience
qu'il faut, & fuivre un regime exact,
& aproprié, on doit tout efperer,
eût-on même certaines maladies internes, pourvû qu'elles n'ayent point
gâté toute la maffe; je le dirai plus
bas.

On voit fouvent qu'en confequen-
ce de certaines playes, il arrive des
tiraillemens, des fécherefles, des
callofités, des paralifies même de
quelques parties; *Bareges*, eft fpé-
cifique pour ces cas, qui paroiffent
fouvent incurables aux plus grands
Medecins.

Ce que l'on nomme rhumatifmes,
avec fécherefle, aridité ou *Marafme*,
des parties, doit encore être traité
par les Eaux de *Bareges.*

Il y a des tumeurs, des dépôts,
des arrêts, des humeurs vers les ar-

ticulations, des enflures , des embarras, que l'on peut nommer *En-
chiloses* , elles guerissent presque toutes , par le moyen des Eaux qui
pénétrent , qui délayent , & qui
dissolvent toutes les concretions.

Je crois même que les Skirres
proprement dits , pourroient se dis-
siper à la longue ; mais il faut prendre garde dans ces cas, de se trop
presser, il faut ramolir prodigieuse-
ment les humeurs qui croupissent
dans les tuyaux , qu'elles peuvent
crever en se separant , & il peut arriver des ulceres affreux.

Enfin , s'il faut fondre , diviser,
humecter, assouplir, ou bien cicatriser, en nétoyant, & en purgeant ,
toute sorte d'ulceres , & de dartres , en chassant tout corps étranger , on ne peut trouver dans la nature aucun remede aussi aproprié ;
il ne peche, je le repete, qu'en ce
qu'il est trop actif.

Ces Eaux passent chez quelques
personnes pour spécifiques, pour les
cancers quelconques, j'en ai vû de
suppurés, qui paroissoient avoir perdu, par l'usage de ces Eaux, cet

aspect hideux qui les caracterise, il
sembloit qu'ils étoient à même de se
cicatriser ; mais cependant, je ne
sçache pas, qu'il faille trop compter, sur ce remede dans ces cas ; les
humeurs, les solides, sont peut-être
presque toûjours attaqués dans toute
leur masse, & infectés de virus particulier très-difficile à détruire ; il
me semble même que les Eaux de
Bareges, animent trop pour les ap-
pliquer aux cancers, je conseillai à
quelqu'un de couper les Eaux avec
le lait, pour temperer un peu leur vi-
vacite, il me dit qu'il se trouvoit
bien d'user de ces sortes d'injections
qui lui paroissoient plus douces ; mais
j'aurois voulu qu'il usat plûtôt des
Eaux *Bonnes*, qui sont moins vives, & qui ne risquent point de
faire du mal, comme nous l'avons
dit ailleurs : il est sûr qu'elles réussi-
roient dans presque autant de cas,
que celles de *Bareges*, & dans beaucoup d'occasions je n'ordonnerois
celles-ci qu'après l'usage des plus douces, les remedes fougueux sont toûjours à craindre.

Si l'on me dit que l'on trouve à

Bareges des Eaux de differentes forces, je l'accorde ; mais font-elles
bien pures ces Eaux ? Sont-elles
bien légitimes ? Quoiqu'il en foit, il
eft bon qu'on les effaye toûjours, on
rifque moins qu'en fe plongeant d'a-
bord dans les plus chaudes, qui
font une vraye fournaife, & qui doivent être nôtre derniere reffource lorfque tout eft affaiffé dans une partie.

On peut fe fervir des graiffes des
Eaux pour panfer des ulceres, on
pourroit en faire ramaffer pour épargner beaucoup d'onguents, qui ne
valent pas autant ; je ne fçai même fi,
comme je l'ai penfé, on ne pourroit
pas avaler ces glaires dans quelque
cas ; j'en ai fait avaler de celles de
Cauterez, & je ne vis rien qui me
détournât de l'idée que j'avois ; je
penfois auffi à les faire chauffer, pour
échauffer les Eaux tranfportées, &c.
Il y auroit bien de recherches à faire
par raport à ces glaires, le tems nous
apprendra beaucoup, je ne puis pas
me perfuader qu'elles n'ayent des
ufages fort étendus.

J'ai l'honneur d'être,
MADAME,
Vôtre, &c.   H iv

XXV. LETTRE.

Madame,

On avoit crû jusques à ces derniers tems, que l'on ne pouvoit pas boire des Eaux de *Bareges*, mais on se trompoit grossierement : on les boit aujourd'hui pour beaucoup de maladies internes, & il est vraisemblable que si on les bûvoit aussi pour les playes simples, elles seroient plûtôt cicatrisées.

On a vû à *Bareges* des asthamatiques qui y arrivoient sans pouvoir presque respirer, ils paroissoient être à deux doits de leur perte, l'usage des Eaux les remettoit en peu de tems, j'y ai vû un Prêtre qui m'assûra qu'il lui auroit été impossible de monter un escalier, lorsqu'il arriva sur l'endroit, il se mit à l'usage des Eaux, il fut bientôt frais & bien portant ; be qu'il y a de singulier & qui me fit ceauconp de plaisir, c'est que je le

trouvai bûvant une après-dinée , il
me dit qu'il avoit coûtume de boire
ainſi à toute heure à ſa ſoif, je l'exhor-
tai très-fort à boire de même , il ſen-
toit ſon eſtomac très-libre , très-pro-
pre à la digeſtion, je lui fis ſeulement
remarquer , qu'il devoit prendre garde de ſe gorger trop d'Eau, parce
qu'elle étoit trop vive , ceci me faiſoit dire *Lettre XI.* qu'un aſthmati-
que devroit faire ſa boiſſon ordinaire
des Eaux *bonnes.*

Ces ſortes d'aſthmes ſont de ceux
que nous nommons humides , ce ſont
des relachemens du poulmon, il faut
donner du ton, & diviſer la limphe
épaiſſe & pareſſeuſe ; ſi au contraire
on trouve des aſthmes de ceux que
l'on nomme, ſecs, qui ſuppoſent une
grande tenſion , une delicateſſe des
ſolides ſouvent prêts à ſe rompre, &
à donner par là lieu à des ſuppurations
ſourdes , on doit bien prendre garde
d'uſer tout d'un coup de nos Eaux ;
je ne voudrois pourtant pas priver les
malades d'un remede que je regarde
comme le ſeul propre , à enlever les
embarras limphatiques qui ſont la
cauſe , ou la ſuite de ces ſéchereſſes,

mais je voudrois que l'on commençât par bien humecter , qu'on eût recours à toute sorte de laitages que l'on pourroit ensuite aiguiser avec nos minerales pour accoûtumer peu à peu la machine au mouvement & l'attrition qu'elles exigent ; j'ai dit ailleurs (*Lettre XI.*) quelque chose du lait , il faudroit que tous ceux qui le recommandent à haut cris, ou ceux au moins qui le prennent sans ordonnance, sans précaution, par fantaisie, fissent attention qu'il est très _ certainement le plus doux , le plus benin & le plus aproprié de tous les alimens ; dans certaines croniques, il peut passer pour le remede de quelques unes, mais il doit être très-menagé, par un homme surtout qui sçache faire attention à l'estomac , qui sçache le preserver d'un relachement dans lequel il tombe insensiblement s'il n'est pas soûtenu , & entretenu dans son ton.

Il est dans nos Provinces des gens qui paroissent être dans une espece de délire, pour les laitages, & pour les adoucissants , d'autres au contraire s'opposent de toutes leurs forces à leur usage , il est bon, il est nécessaire même de prendre un milieu sans tomber dans l'inaction , la paresse , & le relachement ; un Medecin attentif , & qui a des principes , sçait agir plus ou moins , mais il sçait menager ses coups , qu'il ne porte point avec trop de violence , il est , ce me semble , très-essentiel d'avertir tout le monde ; vous ne voyez que des personnes qui ordonnent le lait , il ne sçauroit nuire, disent-ils, ils se trompent , j'en appelle à tous les Connoisseurs , & à ceux qui éprouvent par leur triste experience , combien il dérange un estomac , le lait est un vray remede qu'on doit prendre avec beaucoup de précaution.

Comme les Eaux de *Bareges* conviennent pour quelques maladies de la poitrine , elles conviennent aussi pour celles des autres cavités ; on me disoit qu'on les regardoit comme specifiques pour l'épilepsie , mais je n'ai rien vû qui puisse me persuader qu'elles ont cette vertu , sans doute elles peuvent être utiles dans cette maladie , leur partie spiritueuse peut agir sur la tête plus qu'ailleurs , elle peut y enlever tous les embarras, redonner la force à des solides, dont le ton est dérangé, qui sont trop laches, dans certains points, & trop tendus dans d'autres; mais elles peuvent nuire aussi, occasionner même des dépôts, elles donnent quelquefois des vertiges aux personnes les plus saines, elles montent à la tête, elles peuvent enivrer comme les *Eaux chaudes*, &c.

On veut aussi s'en servir pour les écroüelles, elles pourroient servir pour cette maladie, avec les précaution nécessaires; mais les Eaux *bonnes* valent mieux, pour toutes les raisons que nous avons détaillées. Les écroüelles peut-être ne font que des obstructions simples dans certains ordres des vaisseaux, il faut toûjours diviser, délayer, & ne pas trop animer, ni relacher, &c.

J'ai oüi vanter ces Eaux pour le scorbut, mais je ne vois pas que cette idée soit fondée, les végetaux font plus propres pour cette maladie, que les mineraux, il peut arriver pourtant que nos minerales soient utiles comme je le difois *Lettre XI.*

mais je dois avoüer , que les Eaux *bonnes* m'ont manqué dans des vieux ulceres , évidemment entretenus par une affection fcorbutique , très-inveterée , elles paroiffoient exafperer ces ulceres , & je fus obligé de les quitter, fans doute la délicateffe & la *pourriture* des vaiffeaux dans cette infirmité , font caufe qu'ils ne peuvent pas refifter à l'action de nos fondants.

Enfin, Madame, on fe fert aujourd'hui des Eaux de *Bareges* , comme de celles de *Cauterez*, des *Eaux chaüdes* & des *bonnes* , toutes les Eaux fe reffemblent affés ; je crois que l'on pourra avec le tems marquer exactement quels font les cas où chacune en particulier convient, mais ce n'eft point ici le travail d'un jour, il faudroit être à portée d'obferver exactement & longtems, ce n'eft qu'en comparant avec exactitude une grande quantité d'obfervations , en connoiffant bien les temperamens, & tant d'autres chofes qu'un homme de la profeffion entrevoit que l'on pourra parvenir à donner des regles qui manquent & qui feroient néceffaires ; jufqu'ici je ne puis donner au Public d'autre regle que celle que je propofois ailleurs de la moins forte à la plus active ; des Eaux *bonnes* , à celles de *Bareges*.

J'ai l'honneur d'être, ,
MADAME.

Vôtre, &c.

XXVI. LETTRE.

MADAME,

Ce que j'ai dit jufqu'ici fur les proprietés de nos Eaux , eft affez connu, permettés moi de vous faire part de quelques reflexions , qui peuvent fervir , & qui fuffiroient peut-être à un Charlatan pour faire fonner haut fes idées.

J'ai eu l'honneur de vous dire *Lettre X.* que je me propofois de vous parler du calcul ; vous fçavez combien on trouve frequemment des gens qui en font affligés ; les operations font dangereufes , & on voit évidemment qu'il manque à la Medecine un reme-

ɔɛ de pour la diſſolution des pierres dans
la veſſie, &c.

De tout tems on a cherché ce ſpecifiques, on en a propoſé pluſieurs, &
celui qui s'eſt le plus ſoûtenu, eſt celui que l'on nomme le remede *Anglois.*

Sans entrer dans des diſcuſſions,
hors de propos, il faut d'abord remarquer que je ſuis perſuadé que comme
il y a differenteſorte de calcul, que l'on
ne connoît pas bien encore, il faudroit auſſi peut-être des corps de differente nature pour les diſſoudre, &
je crois être fondé dans ma façon de
penſer; mais ne ſeroit-ce pas un grand
bonheur, que d'avoir un diſſolvant
pour une eſpece.

Nos Eaux le fourniſſent à mon avis,
c'eſt à nos Provinces, c'eſt aux Eaux
bonnes, & à celles de *Bareges* que les
calculeux doivent avoir recours, je
crois même ne pas trop m'avancer;
& voici mes raiſons.

Nos Eaux relachent, adouciſſent,
pénétrent les vaiſſeaux les plus délicats, il n'eſt point de remede qui
puiſſe s'inſinuer auſſi avant dans
les filieres de nôtre corps; premiere

préfomption pour nôtre remede.

Il eft aperitif, il porte fur les reins, il va jufques à la veffie, il nettoye les voyes urinaires ; autre préfomption,

Il fait fouvent rendre du gravier & des glaires; troifieme prefomption, que quelques perfonnes prendroient prefque pour une preuve.

Mais nos Eaux refolvent les con-cretions, les fkirres, elles délayent toute limphe, coïneufe, elles dé-truifent toute obftruction invete-rée, elles pénétrent nos fucs, lorfqu'-ils forment de arrêts ; que font ces arrêts que des humeurs concretes & apierries ; que font les calculs que des parties tartareufes, & groffieres de l'urine qui reftent dans les cou-loirs, & qui s'y apierriffent ?

Pourquoy nôtre remede ne pour-roit-il pas s'infinuer dans les pores de ces amas, emporter les fucs qui les forment ou leur redonner leur ancienne fluidité ? Pourquoi aurions-nous befoin d'autre argument en nôtre faveur, au moins pour tenter nôtre remede ?

Nous en avons pourtant de bien frapans, je ne vois pas même qu'on puiſſe rien nous opoſer : qu'on prenne un calcul , qu'on le plonge dans une certaine quantité d'Eau *bonne*, qu'on examine avec exactitude ce calcul , qu'on le peſe avant de le mettre dans l'Eau , qu'arrivera-t'il ſi ces Eaux ſont le diſſolvant du calcul, il perdra de ſon volume,& de ſon poids,il ſera reduit à preſque rien

C'eſt auſſi là ce qui arrive : j'ai vû, non point une fois , mais trente, & je l'ai vû avec admiration, un calcul , plongé dans les Eaux *bonnes*.

J'allois l'examiner chaque matin , je voyois un nüage épais autour du calcul, des glaires comme des blancs d'œufs, & pour peu que je ſécoüaſſe le vaiſſeau , ces glaires ſe détachoient , en lames, en feüillets, & le calcul diminuoit d'autant, je trouvois le même effet le lendemain, & ainſi la pierre diſparoiſſoit , ou il ne reſtoit qu'un grain qui auroit facilement paſſé par toute les voyes.

J'avoüerai pourtant que je ne ſçai point ſi cela arriveroit dans toute ſorte de calcul , je le ſoupçonne ; mais je ne veux rien avancer au hazard , je puis auſſi me diſpenſer de raporter des observations que j'ai faites sur ces experiences, tout ce qu'il y auroit à dire là-dessus nous meneroit trop loin.

Peut-on cependant s'empêcher de tenter ce remede, ne peut-on pas au moins le joindre avec le remede *Anglois*, ils s'aideroient mutuellement, & je crois qu'on auroit enfin le plaisir de délivrer plusieurs malades des souffrances horribles, ou même de la mort.

Si donc on me donnoit quelque calculeux à traiter, je commencerois après les remedes géneraux, par les mettre à l'usage des Eaux *bonnes*, dont il boiroit une assez bonne quantité, en augmentant peu à peu tous les jours, j'en ferois la boisson ordinaire, si cela se pouvoit, je le metrois pendant quelque tems à la diette blanche, en lui faisant prendre quelque prise de bon savon d'Alicante, & quelque peu de coques d'œufs calcinés, ce qui est le remede *Anglois* reduit à sa plus grande simplicité.

Surtout je le ferois baigner dans nos Eaux, je lui ferois prendre des

douches fur les parties affectées, &
fi le calcul étoit dans la veffie, je
ferois fouvent injecter l'Eau pour
que la diffolution fe fît d'autant plus
promptement ; c'eft ainfi que je join-
drois au remede *Anglois*, dont on voit
tous les jours de bons effets, le nôtre, que j'appelle le remede *François*,
& je crois que l'ufage du favon feroit beaucoup plus fuportable, en
ufant de nos Eaux, du laitage, & de
quelque prife de bonne manne de
tems en tems, &c.

Je ne dirai point que j'ai deja quelques obfervations qui me prouvent
que les Eaux *bonnes* font utiles aux
calculeux ; on pourroit me dire qu'il
eft de perfonnes, à qui elles ont été
indifferentes, je l'avoüe, mais tout
dépend du tems que l'on met à
prendre les remedes, furtout de la
façon dont on les prend, du regime
que l'on fuit, &c. C'eft un Medecin qui doit regler toutes ces chofes.

Mais je ne fçaurois oublier, que
mes experiences faites, j'ai trouvé
qu'un de nos Patriotes qui fut Medecin diftingué à *Bordeaux*, & qui
avoüe quelque part dans fes Ouvra-

ges, qu'il a puifé fa Medecine dans
le *Bearn*, propofe les Eaux de *Bareges*
comme fpecifiques pour les calculeux;
il fe fonde fur des experiences que
j'ai confirmées, & qui donnent une
nouvelle force aux miennes; il a cité
même des obfervations qui paroiffent concluantes, mais j'aime mieux
les Eaux *bonnes* que celles de *Bareges*,
parce que comme on doit en ufer
très-long-tems, il faut ménager beaucoup le fujet; ce n'eft point ici une
difference entre nous, les Eaux de
Cauterez & les *chaudes* pourroient
avoir le même ufage.

Il y a auffi des fiftules qui fuivent
les operations de la taille, des ulceres, des carnofités qui font fouvent
des fymptômes de la Pierre, c'eft
par nôtre fondant benin & connu
de tout le monde, que je voudrois
que l'on combattit ces incommodités.

Ce n'eft pas tout, Madame, je crois
que les *Gouteux* peuvent au moins
être foulagés chez nous, beaucoup
plus efficacement que par tout ailleurs; je penfe que s'il eft un remède
au monde qui puiffe refoudre les

obstructions dans les vaisseaux de leurs articulations, c'est le nôtre ; & je le crois de même, premierement parce que quelques gouteux se trouvent bien de l'usage de nos Eaux ; en second lieu je suis conduit à penser ainsi, par l'analogie simplement, & la pierre & la goute sont entretenuës par une lymphe de même nature : pourquoi ne point donner aux gouteux un remede qui convient aux pierreux ? J'ai oüi dire qu'un grand Medecin du Languedoc, en raisonnant comme je raisonne, conseilloit le savon d'Alicante pour la goute, je crois aussi qu'il conviendroit surtout avec nos Eaux, & nos bains.

Enfin je ne m'explique que pour mettre mes Confreres à même de faire leurs remarques, & leurs observations ; je sçai qu'il y en a qui s'opposeront à ce que j'ose recommander, mais j'éspere qu'ils viendront eux-mêmes à faire des aplications, & des observations qui nous manquent.

Avant de finir il est bon de vous pire qu'il y a des gens qui croyent que nos Eaux font bonnes pour les morfures des animaux ve-nimeux, & celles des chiens enragés; je ne vois point qu'ils foient fon-dés.

J'ai l'honneur d'être,

MADAME,

Vôtre, &c.

✤✤✤✤✤✤✤✤✤✤✤✤✤✤✤✤✤✤✤✤✤✤✤

XXVII. LETTRE.

MADAME,

Vous fçavés combien *Bannieres* eft à la mode, on attend les fai-fons avec impatience, on fait des provifions & des parties, pour al-ler fe rejoüir, dans une Ville où il y a réellement très-bonne & très-nombreufe compagnie, pendant l'Eté: la liberté du Païs, la mode, le goût, tout porte à faire des connoiffances, on fe lie avec les étrangers, on eft bïen-tôt amis, on

y vît affez à bon marché, tout y
abonde.

Si l'on y trouve l'agréable, les
malades y trouvent auffi de bons
remedes, & je ne fçai combien il
me faudroit de tems, pour compter
toutes les infirmités qui vont y
guerir, je ne prens pas fur moi de
le faire, je ne repeterai pas même
ce qu'on peut en avoir dit, furtout je ne parlerai pas de certains
libelles qu'on a fait imprimer pour
exhalter & élever les minerales de
ce Païs.

Je vais feulement vous détailler
ce qu'il y a de plus effentiel, &
j'efpere que j'en dirai affez pour
faire connoître *Bannieres*, qui, comme on le dit, a été formé par l'Eau,
parce que de tems immémorial on
ufe de fes minerales, & qui, comme on le dit encore, perira peut-
être par l'Eau, foit que l'on vienne à en perdre le goût avec bien
de prejugés que l'on a conçû en
fa faveur, foit que les Eaux douces qui abondent prodigieufement
dans cet endroit viennent un jour
à inonder la Ville. On pourroit

facilement faire trois ou quatre claſſes des Eaux de *Bannieres*, non
qu'elles ſoient differentes en nature, comme je le dirai ailleurs,
mais parce qu'elles ſont plus ou
moins chaudes ; j'en fais ſeulement
deux claſſes génerales, & dans la
premiere je comprens celles qui
ſont très-chaudes, *la Reine*, *le Bain
des pauvres*, *le Bain nouveau*, *le
Roc de Lane*, *la plus chaude de Lacerre*, *Salies*, *la plus chaude de Dumoret neuf dit la Guetiere*, *le petit
Bain*, *Dumoret vieux*, *la plus chaude
de Teas*, *Labedan*, & *la Goute*.

Dans la ſeconde je comprens les
moins chaudes, *St. Rocq*, les douces de *Lacerre*, ou de la *Forgue*,
les *Prés*, la moins chaude de *Dumoret nouveau*, la moins chaude de *Teas*,
le Foulon, *l'Hôpital chaud*, & moins
chaud, *Lane*, *Artiguelonge*, *le Prieur*
& *Salut* ; ces trois dernieres pourroient faire une claſſe à part.

Que des Fontaines ! Mais comment compter les maladies auſquelles
elles conviennent ; en un mot il y
en a pour toutes, je ne ſçache point
qu'on en excepte ; comme un her-
boriſte

boriste lorſqu'il étale ſes plantes,
inſiſte ſur les vertus ſpecifiques de
chaque ſimple , de même un parti-
ſan de *Bannieres* , ſçait vous faire
valoir les vertus de chaque ſource,
je ne ſçai ſi j'en oublie quelqu'une,
j'en fais excuſe au Public , qui m'en
découvrira quelque nouvelle ; mais
voyons ſi celles que j'ai nommées
ne ſuffiſent point.

La *Reine* qui a tiré ſon nom de
nôtre ancienne *Reine Jeanne* , qui ,
comme on le dit, y fit bâtir un grand
baſſin , où l'on peut ſe baigner *à la
belle étoile* , ſe trouve ſur une coline aſſés haute qui domine ſur la
Ville , & comme celle-ci eſt dans un
bas, dans un endroit marêcageux, on
eſt bien aiſe , de ſe trouver à la Reine , dans un boſquet charmant ; on
voit avec plaiſir deux grands & beaux
tuyaux , qui fourniſſent beaucoup
d'Eau , mais on n'y voit preſque point
de malades, quelques bûveurs à l'ancienne mode , viennent en prendre
quelques gobelets , on en fait porter aiïleurs quelquefois, mais du reſte
cette Eau n'eſt plus du goût de nôtre
tems , à peïne la regarde-t'on , com-

I

me la maîtresse source, la plus legitime & la moins mêlée, son temps n'est pas encore revenu. Les R. R. P. P. Capucins cependant qui connoissent la valeur de cette Eau, & qui ont un hospice sur cette coline, se sont procurés une source qui est une partie de la Reine, on peut s'y baigner à l'abri.

Le Bain des Pauvres que l'on fait assés connoître, se trouve sur la même coline, mais plus bas, il sert réellement à quelques pauvres, qui vont y boire, & s'y baigner, sans être à l'abri, mais les gens de condition n'y toucheroient point.

Le Bain nouveau est à côté de celui des pauvres ; il s'étoit acquis quelque reputation ces années dernieres, mais il est tombé, le Public a enfin ouvert les yeux, & l'on a vû que s'étoit se moquer que comparer cette Eau à celle de *Bareges*, je soupçone cependant que le bain nouveau a encore des partisans.

Le Roc de Lane qui est au pied de cette Montagne, auprès de la Ville, sert pour des gens du peuple qui veulent se baigner à bon marché, il a

un tuyau qui donne fur le dehors
de la maifon, il fert aux ufages domeftiques , je me fouviens que la
vafe qu'il forme noircit l'argent ,
mais il faut remarquer que l'on lave
ici la vaiffelle, & que tout eft rempli
de craffe ferrugineufe qui s'attache
facilement.

La plus chaude de Lacerre ne fert
que pour des ufages domeftiques : je
dois me fouvenir de cette Fontaine
où mon Termometre caffa , & vous
fentés bien que cela étant je ne tâ-
cherai point de relever une Eau qui
n'a aucun credit d'ailleurs.

Salies eft dans la Ville , elle n'eft
point à couvert, elle eft, dit-on , fpecifique pour le mal aux dents qu'elle
décraffe à merveille ; je fçai que j'ai
vû beaucoup de Dames qui avoient
la bonté d'aller laver leurs boucles
à cette fource ; mais je fçai, qu'il n'y
en a aucune qui s'en foit bien trouvée , d'ailleurs il faut toûjours aller
à cette Fontaine en tremblant, les
voituriers vont y laver les jambes de
leurs chevaux, & on y trouve pour
l'ordinaire affés mauvaife compagnie.

La plus chaude de Dumoret neuf,

I ij

est une Fontaine toute nouvelle, &
à l'abri, dans une maison que l'on a
bâti depuis peu, elle n'a presque
point de pratiques, il n'y a aussi
que quelques femelettes du quartier
qui la prônent, & qui apellent les
passans pour leur apprendre les merveilles de cette source.

Le petit bain est encore dans la
Ville, & il ne sert actuellement que
pour des usages domestiques, on dit
même que certains Boulangers en
font leur pain, qu'ils rendent par ce
moyen assés insuportable.

Dumoret le vieux est fort ancien,
il datte du tems des Romains, il
est assés bien en robinets, tuyaux à
douche & bains : on y voit avec
plaisir des tuyaux remplis de concretions pierreuses, de plus de deux
pouces d'épaisseur, & en couches
des differentes couleurs : on sçait par
tradition, que ces tuyaux furent les
premiers que l'on mit à la source.

La plus chaude de *Téas* est connuë
de quelques Païsans, qu'une offi-
cieuse Baigneuse a soin de faire
suer pour leur argent ; j'en trouvai
quelqu'un sur qui j'avois quelque

autorité , & je le chaffai pour qu'il n'eût point la fottife d'aller fe mettre dans une fournaife.

Labedan ou le *grand Bain* eft dans la Ville abfolument defert , & abandonné de tout le monde ; il eft bon de fçavoir la raifon qu'en donne la Baigneufe, c'eft, dit-elle, qu'il appartient à l'Hôpital, aux pauvres, & non point à quelqu'un qui fçache faire valoir la denrée ; *la Goutte* ne vaut plus rien pour la goutte de nôtre tems , il eft abandonné auffi , à côté de l'Hôpital, fans ornemens, fans quelqu'un qui vante fes vertus, ou qui pleure fes malheurs , il eft prefque démoli.

Parmi celles de la feconde claffe , *St. Roc* doit tenir le premier rang , il étoit fort en vogue il y a quelques années , il donnoit huit cens livres de revenu , & actuellement il n'en donne pas deux cens, à peine lui refte-t'il la reputation d'être fpecifique pour les maux aux oreilles, encore y a-t'il d'autres Bains qui lui difputent cette vertu.

Les douces de Lacerre apartiennent à un Medecin de même nom, qui a une très-grande reputation & beaucoup de merites, elles font fort connuës, mais la chronique fcandaleufe, raporte qu'elles ont été gâtées dépuis qu'on a voulu les rendre abondantes. Dans le vrai les Medecins étrangers fe plaignent de ce que l'Eau de la *Forgue* ne fait plus les mêmes effets qu'elle faifoit autrefois, & réellement on voit fur l'endroit deux tuyaux, qui fourniffent affez bien, mais on en voit un autre qui ne fournit prefque plus, & d'où l'on tiroit la bonne Eau, ou au moins une Eau qui paroît être balfamique, & un peu fouffrée, tandis que les autres ne contiennent pas la moindre partie de ce mineral.

Les Près font fort en ufage; il fe trouve fur le chemin de *Salut*, auquel ils enlevent quelque pratique, mais ils font entourés d'un terroir marêcageux qui eft au moins de niveau avec les fources, & qui fait foupçonner quelque chofe auxconnoiffeurs.

La moins chaude de Dumoret nouveau n'eft pas encore connuë, elle n'a point fait voir fes vertus; je mets au même rang la moins chaude de *Teas.*

Le Foulon eſt excellent, dit-on, pour les dartres, il eſt aſſez bien partagé, & aſſez ſuivi, cependant il pert tous les jours de ſa vertu pour les maladies de la peau.

L'Hôpital fut trouvé il y a cinq ou ſix ans, par des pauvres enfans qui badinoient dans un jardin; d'abord, on cria à l'agreable trouvaille; il vint un Seigneur dont un ulcere avoit réſiſté à *Bareges*, il ſe baigna à *l'Hôpital*, il guerit, voilà cette ſource en grande reputation; mais on ſoupçonne que cet Officier ſeroit gueri avec toute autre Eau, on croit même qu'il n'avoit pas beſoin de *Bannieres*, & l'Hôpital ne fait plus rien de remarquable.

Lane n'eſt pas fort frequenté, on trouve dans le Jardin de la maiſon auquel ce Bain apartient quelques filets d'Eau, qui font eſperer quelque découverte qui relevera la reputation du nom de *Lane*.

Artiguelongue apartient à un Medecin. Ses Bains ſont en ordre, il y a des tuyaux, des pompes, & un apareil fort amuſant, cependant on ne sçait pas bien s'il est arrivé quelque malheur àces Eaux; *Artiguelongue* est auprès de *Lacerre* : on a vû il y a quelques années les Proprietaires en dispute, ils s'accusoient mutuellement de s'être volés leurs Eaux : quel zélé pour le Public ! Il étoit bien agréable de les voir se reprocher l'un à l'autre , vous m'avez gâté , vous m'avez volé ma chere source , comme ces Payens qui croyoient qu'on leur avoit enlevé leurs *Dieux Penates*.

Le Prieur n'est aujourd'hui que pour ceux qui n'aiment point la dépense, & qui veulent prendre un bain comme domestique & à peu de frais.

Enfin , nous voici à *Salut* , c'est ici la source cherie, celle où tout le monde court depuis quelques années, & il faudra, si le préjugé dure, ériger en Eau minerale un bourbier que l'on trouve auprès de *Salut*, sans quoy tout le monde ne sçauroit être expedié ; je dois aussi remarquer par raport à cette source qu'elle a donné le nom de *Salut* à celle d'*Arressec* des *Eaux chaudes*, (*Voy. Lettre X.*) mais il faut bien prendre garde de donner dans cette idée ; je suis en cecy fort éloigné du

ſentiment de Mr. *Bergerou* & de
mon *Pere*; *l'Areſſec* aux Eaux chaudes
eſt très-ſouffré, Salut à *Bannieres* ne
l'eſt pas abſolument, cecy merite
d'être remarqué; nous ne voulons point
de comparaiſon, entre nos Eaux
chaudes & celles de Bannieres.

Après tout, ne ſemble-t'il pas que
j'oſe ne point eſtimer Bannieres autant que certaines gens le font: ne diroit-on pas que je ſuis payé pour le
déprecier, comme on dit, que quelques
Medecins ſont payés pour les faire
valoir. Crois-je en avoir dit aſſés pour
faire connoître *Bannieres* comme je
me le ſuis propoſé? je vous laiſſe penſer, Madame, quel ſera mon avis que
j'aurai l'honneur de vous communiquer dans ma ſuivante. Je remarque-
rai ſeulement, en finiſſant, que comme je l'ai déja indiqué, Bannieres eſt
rempli d'Eau douce qui pénetre par
tout, dans la Ville, & qui, comme on
le ſoupçonne, pourroit bien ſe mêler
avec l'Eau chaude, pour former les
tiedes, qui ſont ſur la plaine. J'ajoûterai auſſi que je n'ai point décrit
exactement les ſources de Bannieres,
leurs tuyaux, leurs bains &c. parce

qu'on les change tous les jours.

J'ai l'honneur d'être,

MADAME,

Vôtre, &c.

✤✢✤✢✤✢✤✢✤✢✤✢✤✢✤✢✤✢✤✢✤✢

XXVIII. LETTRE.

Madame,

Il n'est personne au monde qui fasse plus de cas des agrémens de *Bannieres* que moi, la bonne compagnie qu'on y trouve, la façon dont on y vit, & la liberté que cette Ville inspire, méritent sans doute que l'on vienne de loin pour en profiter.

Qu'est-il de plus amusant que de voir les malades courir de source en source comme s'ils alloient en pelerinage? Que veut-on de plus satisfaisant, que de voir une grande antité de Medecins qui vantent chacun la source qu'ils cherissent, qui courent de Bain en Bain pour faire compter à chaque malade les infirmités qui l'ont conduit sur les lieux.

Un Phisicien doit être charmé lorsqu'il considere les sources chaudes, leur nombre, leurs differences, la quantité prodigieuse de canaux, dont le terroir doit être rempli, les communications de ces canaux, avec les Eaux froides, les differens mêlanges, qui se forment à cause de ces communications, les broüillards dont Bannieres est quelquefois couvert, &c.

On ne doit pas oublier les promenades que l'on fait dans les Vallées voisines, qui sont des endroits enchantés, les Ecrevisses, les Bisques, dont on peut se nourrir, le jeu, les danses, en un mot tout ce qu'on peut désirer.

Pourroit-on vouloir déprécier un lieu si recommandable, & croiroit-on, pour tout dire, qu'un Medecin qui se destine pour pratiquer à *Pau*, prenne sur lui de désabuser le Public sur le compte de *Bannieres*? - Où meneroit-il ses malades ? Où iroit-il faire ses caravanes ? Les Messieurs de Bannieres sçavent fort bien que nous aurions intérêt à faire valoir leurs sources.

Ce n'est pas tout, je connois réellement le mérite des sources de *Bannieres*, elles en ont beaucoup, mais je ne parle que contre les abus qu'il faudroit reformer ; sans doute les Minerales sont excellentes, la quantité des malades qui s'y rétablissent nous en convainquent, & les qualités que nous leur connoissons, nous l'indiquent.

Toutes ces Eaux d'abord sont de même nature, personne ne fera jamais voir qu'elles different entre-elles, qu'en ce que les unes sont plus fortes, & les autres plus foibles ; elles sont toutes chaudes plus ou moins, ferrugineuses, comme mille experiences le démontrent ; elles sont spiritueuses, bien transpalentes ; elles ont ceci de particurier, c'est qu'elles purgent la plûpart, sans doute, parce qu'elles contiennent quelque sel un peu piquant, qui reste après l'évaporation, qui ne manifeste pas bien sa nature, & qui est peut-être semblable au sel *d'Epson* ; elles donnent quelques-unes quelque très-legere marque *d'alkalinité*, les unes sont insipides, les autres le sont moins, la plûpart teignent en rouge jaune les canaux sur lesquels elles passent ; elles grumelent le savon au lieu de le bien délayer ; elles noircissent le sang humain, & le disposent comme en masses solides, &c. Enfin je ne dois pas oublier que la source de *Lacerre* qui vient goute à goute, sent évidemment l'œuf cuit, ce qui lui est particulier : je n'ai pas crû que pour celle-cy, il fallût renoncer à ce que j'ai avancé en assurant que toutes les sources sont de même nature.

Quels seront donc les cas dans lesquels pourront convenir ces Eaux pénétrantes, actives, *toniques* & purgatives ? Lorsqu'il faudra redonner le ton à des parties affaissées ou trop humectées, par une quantité surabondante de sérosités, lorsqu'il faudra rétablir de premieres voyes engourdies, & qui sont opprimées sous le poids des sucs mal divisés,

lorſqu'il faudra rétablir la tranſpira-
rion qui eſt retenuë par un défaut
d'activité des excretoires ; quand enfin, il faudra enlever des arrêts le-
gers, dans des ſolides vigoureux, &
formés par des liquides qui ſans
avoir perdu l'huile qui les lie, ſont
pourtant lents, &, comme on le dit,
rapides.

Auſſi voit-on que toute ſorte de para-
liſie, ſurtout celles qui ſont accompag-
nées, de relachement, les rhumatiſmes,
engourdiſſemens, tremblemens, &c.
qui viennent par les mémes cauſes,
ne reſiſtent point à quelqu'une des
ſources de *Bannieres*, on en lave les
parties qu'on fomente, &c. on s'en ſert
pourdes gargariſmes, &c.

Les gens ſujets à certaines coliques ;
à certaines indigeſtions qu'un Medecin ſçait connoître, s'en trouvent auſſi
fort bien.

Des filles qui ont les pâles couleurs,
qui ont leurs ſolides relachés, peuvent
avoir recours à Bannieres où elles trou-
veront ſouvent leur ſpecifique.

Ceux qui ſont ſujets à des vieilles
fievres, à des icteres, à des engorge-
mens dans le bas ventre, ſe trouve-

ront toûjours bien de ces Eaux mena-
gées.

Certains afthmatiques pourroient
en ufer auffi avec beaucoup de précaution.

Lorfqu'on veut fe rafraîchir, redonner du vehicule au fang quand il eft
fec & épais, la boiffon, & les bains
des Eaux les moins chaudes de Bannieres, conviennent fans doute, &
voilà bien des ufages que nous leur
donnons.

On les prend en fuivant le méthode
ordinaire: chaque fource a fes partifans;
la *Reine*, St. *Rocq*, les *Prés*, *Lacerre*
& *Salut*, font celles qui font les plus
fuivies. On va boire à *Salut*, on boit en
revenant *aux Prés & pour faire*, dit-
on, *tout paffer*, on va prendre quelques
gobelets de l'Eau de la *Reine* ; en un
mot chacun range fa façon de boire
comme il le juge à propos : j'avois
coûtume quand j'étois confulté, de demander au malade quelle étoit la façon dont il vouloit boire, quel étoit
le plan qu'il s'étoit formé, & fouvent
il m'arrivoit de fuivre fes idées, & la
fatisfaction que je lui donnois ne gâ-
toit rien à l'action des remedes; on

ne doit pourtant point flater les malades, ils ne font pas, quels qu'ils foient,
en état de fe diriger eux-mêmes.

Comme l'Eau dont on boit à l'ordinaire à *Bannieres* eft très-froide &
très-nuifible à la plûpart des temperamens, j'exhortois tout le monde à
boire l'Eau de *Salut* en boiffon ordinaire, je l'ai bûë pendant plus de
quinze jours, je l'ai faite boire, & je
n'ai rien vû qui dût me faire changer
de façon de proceder.

Je croirois que pour bien prendre
ces Eaux, il faudroit qu'on allat boire
à *Lacerre*, *aux Prés*, fuivant les cas,
que l'on bût des Eaux de *Salut*, à fa
foif & à l'ordinaire, & qu'après qu'on
auroit ufé pendant un tems de l'Eau
d'une fource, on changeat pour en
boire de plus fortes; on iroit, par exemple, des *Prés* à St. *Rocq*, & à la *Reine*,
&c. en montant, comme par degrés,
& fe tenant bien fur fes gardes; ce feroit là le moyen de prendre les Eaux
comme il faut & férieufement. En
bonne foy, la moitié des malades qui
vont à Bannieres ne doivent pas être
regardés comme prenant des Eaux.

Je faifois auffi mêler du lait avec

les Eaux de *Salut*, mais je n'ai jamais tenté de le donner avec les Eaux des sources fortes & purgative, j'ai craint quelque chose de préjudiciable aux malades.

Je dois, avant de finir, m'excuser auprès des Partisans outrés de ces Eaux, qui pourroient trouver mauvais que j'ose prescrire des bornes à un remede qui est si généralement reçû : j'ai pour moi le témoignage de deux hommes de la profession, qui certainement ne doivent pas paroître suspects, l'un est *Mr. Dumoret* de *Bannieres*, il m'a dit, il doit se le rapeller, qu'il étoit surpris que la moitié de ceux qui viennent à Bannieres ne se trouvassent pas mal de l'usage des Eaux : dira-t'on, comme on me l'a déja dit à moi-même, que ce Medecin n'a aucune source chez lui, & que par consequent, il n'est pas tenu de vanter les Eaux ; ce seroit une vraye impertinence : le merite de ce Praticien est généralement reconnu ; & en toutes façons, il a raison de penser comme il pense ; c'est pendant l'hyver qu'il faut voir dans nos Villages, les bons & les mauvais effets qu'a produit Bannieres ; c'est après avoir vû des cas frapans que l'on a droit de parler.

Le second Medecin que je dois citer en ma faveur est *Mr. de Bergerou*, il se souviendra aussi, qu'il m'a dit souvent, qu'il faloit pour aller à *Bannieres* (y prendre sans doute les Eaux un peu vives, les douces sont souvent indifferentes) être d'un temperament bien *spongieux*.

Mais tant de filles qui ont la poitrine délicate, tant de gens qui ont desseché leur sang par les veilles & les débauches, tant de personnes qui sont en fievre lente, avec des suppurations sourdes, avec des ulceres cachés, &c., tant de malades de cette sorte que l'on voit à *Bannieres*, sont-ils *spongieux*? Doivent-ils être dessechés, sont-ils à même de perdre par des purgatifs réïterés la partie liquide & *Balsamique* de leurs liqueurs?

On demandera peut-être d'où vient que les Eaux de Bannieres se sont acquises tant de reputation, pourquoi elles étoient si estimées même des anciens? Ce n'est pas à nous à chercher l'origine d'un prejugé quel qu'il soit, nous devons seulement rémarquer qu'il nous paroit que les Eaux de Bannieres s'accommodoient mieux avec les temperamens des anciens, qu'avec ceux de nôtre tems, nos peres étoient sobres & vigoureux, & aujourd'hui le vin, le caffé, les liqueurs dont on ufe fi communement, les precautions exceffives que l'on prend pour fe bien porter, &c., changent évidemment les temperamens, & les rendent délicats.

Enfin, *Madame*, il ne faut pas oublier, à la loüange de *Bannieres*, que c'eft dans cette Ville que l'on trouve abondamment toute forte de plantes vulneraires, & le *Coclearia* dont les ufages font fi étendus, & dont les Medecins fe fervent tant en le menageant comme il faut. Les Artiftes font fort communs à *Bannieres*, ils vantent chacun leurs plantes, leurs fels, leurs drogues, leurs pilules, il fçavent en donner pour tous les maux, ils ont chacun leurs cliants, qu'ils médicamentent le mieux du monde; & en fuivant des méthodes qui feroient rire les Medecins connoiſſeurs, s'ils n'étoient pas au deſeſpoir de voir aſſaſſiner le Peuple.

J'ai l'honneur d'être,

MADAME,

Vôtre, &c.

✿✿✿✿✿✿✿✿✿✿✿ ✿✿✿✿✿✿✿✿✿✿✿

XXIX. LETTRE.

MADAME,

Il eſt tems que j'aïe l'honneur de vous parler des ſources ſalées, qui ſont à *Salies*, elles doivent auſſi être rangées au nombre de nos minerales les plus eſſentielles : vous ſçavés quelle eſt la qualité & la quantité du ſel qu'elles nous fourniſſent, de ſorte que je n'entrerai point dans un détail ſur cette matiere, je ne dirai rien auſſi de la façon dont on ſepare le ſel de l'Eau, tout le monde connoît aſſés comment se fait cette évaporation.

Mais qu'il me soit permis de re-marquer que je suis surpris qu'on ne fasse pas plus d'usage qu'on n'en fait de l'Eau salée, elle peut servir pour quelques cas medicinaux assés rares ; elle pourroit servir encore pour cer-taines teintures, mais surtout elle ser-viroit, à conserver des legumes & des fruits, de façon qu'on pourroit les avoir frais toute l'année, nos arti-chauts & nos asperges, &c, qui abon-dent tant pendant les saisons, & qui sont si rares ensuite, se conserve-roient en les plongeant dans l'Eau salée, il y a long-tems qu'on connoît cette méthode ailleurs, & je m'étonne qu'on ne la suivie pas chez nous.

Il est bon aussi de faire attention qu'il faut que l'Eau passe dans quel-que mine bien abondante pour se charger continuellement de sel ; pour moi je crois que les parties essentiel-les des mineraux sont continuelle-ment emportées, dans l'interieur de nôtre globe, & lorsqu'elles trouvent une matiere disposée à les recevoir, elles s'arrêtent comme les differentes humeurs de nôtre corps, qui sçavent

toûjours affecter les couloirs que la
nature leur a deftinés.

Ceci nous fait concevoir comment il peut fe faire que l'Eau
fe charge de differens mineraux , fuivant qu'elle paffe fur
differentes couches. Elle enleve les
parties les moins fixes, elle s'en
charge , & fans doute cette union
fe fait toûjours par quelque fel &
quelque huile , qui fervent comme
de lien aux parties des differens Mineraux : on pourroit avoir recours
aux attractions des *Récens*, mais l'i-
magination s'accommode mieux d'une
difpofition qu'elle peut entrevoir
dans la matiere , fans parler des qualités occultes , qui peut-être exif-
tent réellement , mais que l'on ne
goûte point fi l'on n'eft porté à
les foûtenir par fiftéme.

Ne pourrois-je pas en paffant faire
quelques courtes reflexions fur la caufe *des feux foûterrains* , dont l'examen
a été propofé aux Sçavans par nôtre
Academie *de Pau* ? Il me femble que
fans m'éloigner beaucoup de la façon
de philofopher medicinale , & qu'en
aprochant au contraire ces phénome-

nes, de ce que nous voyons arriver chaque jour aux corps des animaux, nous trouverions peut-être quelque chose de satisfaisant.

Les animaux sont sujets à des transports d'humeurs, à des feux interieurs, à des fievres qui viennent toutes les fois que les humeurs gênées dans la circonference sont obligées à se concentrer, pour ainsi dire, & à exercer leur fougue dans l'interieur. De même supposant dans la terre des matieres de toute sorte, agitées continuellement, & transportées dans tous les sens, comme en circulant, ce qui n'est point difficile à concevoir & qui sera facilement accordé par les Phisiciens, on conçoit aussi que ces matieres se dissipent plus ou moins vers la surface de la terre, qu'on pourroit regarder comme un animal qui transpire ; si ces sucs sont retenus, ils forment dans l'interieur des amas, des dépôts des foyers, qui viennent à s'enflamer, par les attritions redoublées, & qui se distribuent mal ; il se forme comme un tonnerre, un orage interieur, & voilà les feux foûterrains accidentels , qui font frequents , & conftants dans certains endroits comme les orages le font dans d'autres. Dans nos Pyrennées, &c., par la difpofition finguliere, les Voûtes, les Rochers, les diffe-rentes couches de terre &c., que l'on pourroit peut-être découvrir &c. ; Ainfi l'on rendroit, ce femble, raifon des feux foûterrains, mais c'eft affez fur des chofes qui ne font point de nôtre reffort.

J'ajoûterai, s'il m'eft permis de le dire , que je ferois, s'il faloit me décider, très-partifan de ceux qui veulent qu'on fuive dans l'explica-tion des Phénomenes, dont les cau-fes font, pour ainfi dire , au-delà de nôtre fphere , la voye la plus fim-ple, & la plus courte. La Nature n'eft qu'une énigme pour nous ; don-nons des explications que tout le monde puiffe concevoir ; la fimplicité d'une idée ne pourroit-elle pas fup-pléer , à une juſteffe vigoureufe , que l'on n'a pas d'ailleurs ? Plus les idées des Sçavans feront entenduës , & plus on peut dire en quelque façon que les fciences étendront leur empire ;

mais si l'on embroüille les choses , si l'on ne les met point à la portée de tout le monde , si on les garde pour quelques heureux, seuls capables d'aprofondir une matiere , pourra-t'on dire que les sciences sont répandues ? Qui a mieux fait connoître le Ciel, où l'Auteur de la plularlité des Mondes, que tout le monde est forcé d'entendre , tant il est plein de ces agremens qui saisissent ; où tout autre Sçavant peut être plus regulier, & plus exact , n'est compris que par certaines gens avares de leurs connoissances, qu'ils cachent sous des signes & des langages misterieux; il faut qu'il y aye des gens qui entretiennent pour ainsi dire, un commerce entre les Sçavans & ceux qui ne le sont point.

Ces raisons ont fait que j'ai taché de me faire entendre par tout le monde dans mes Lettres. J'ai prétendu instruire le Public ; je n'ai pas craint que l'on me reprochat de rendre la Medecine trop commune, en l'apprenant à tout le monde ; je ne repondrois point à des gens qui me feroient des objections aussi impertinentes. Le Peuple le plus grossier ordonne nos Eaux, chacun en parle ; j'ai voulu surtout faire voir combien il est dangereux dans certains cas de ne point se confier à des Medecins.

Je le sens fort bien ; je n'ai fait qu'ébaucher très-légerement les matieres, que je traite ; j'ai prétendu apprendre certains faits à mes Confreres ; j'ai pris beaucoup de peine pour examiner toutes ces Eaux ; j'ai voulu leur communiquer mes idées, esperant bien qu'ils me feront part de leurs reflections dont je tacherai de faire mon profit.

Dira-t'on qu'à peine je connois le nom de ces Eaux, que je veux en parler, qu'il faut laisser à de plus anciens que moi le soin de traiter des matieres aussi importantes ? Je ne chargerai point *mon Pere* de mon Ouvrage, quoique l'on doive bien penser que je n'ai presque rien fait qu'après ses observations & ses remarques, qu'une très-longue experience, l'a mis à portée de faire. Enfin quelqu'un de mes Confreres qui connoîtra toutes les Eaux dont je parle les fera, *comme il est évidemment nécessaire*, connoîtra au Public, bien mieux que je ne sçau-

rois le faire; ce que je dis servira peut-
être attendant mieux.

J'ai omis à dessein des experiences
chimiques, des recherches & des
discutions phisiques, des observations
Medicinales aprofondies & détaillées;
nous en avons pourtant fait plusieurs avec *Mr. de Disse* Medecin
mon Cousin, qui a sa bonne part dans
tout ce que j'ai raporté; & autres,
&c.: mais on peut en faire pendant
long-tems: elles doivent être la base
d'un Ouvrage bien détaillé qui nous
manque sur nos Eaux; peut-être si
je sçais me rendre digne de ma Patrie, pourrai-je être à portée un jour
d'examiner les choses avec attenrion,
& de faire mieux connoître les ri-
chesses que contient nôtre Province.

Il est nécessaire aussi que j'excuse
ma façon d'écrire, que je reconnois
encore plus vicieuse que je ne l'aurois
soupçonné dans ma *II. Lettre*; qu'on
me permette seulement de faire remarquer que destiné dès mon enfance
pour la *Pratique* de la Profession, j'ai
toûjours été formé pour elle simplement: depuis que je l'exerce, les
Hôptiaux, les malades, les simptô-

mes de leurs maladies, leur histoire des operations, des conferences avec les grands Maîtres, ont été mes Livres & mes Compagnies ; les diffections réïterées m'ont occupé : je me suis piqué de faire des démonstrations, & des Leçons plus utiles que brillantes ; j'ai été formé à voir les malades dans un état où les discours fleuris font peu efficaces pour eux : j'ai voulu sçavoir les soulager par les moyens que fournit l'Art qui s'aprend au chevet du lit , & non point ailleurs ; j'ai mis la main à l'œuvre , & non point les bons mots ; j'ai été exhorté plus d'une fois à fuïr les grandes lectures , & les sciences du cabinet, que tout le monde ne peut pas supporter, qu'un Medecin vraïement guerisseur ne peut point suivre ; on m'a même permis de rire de ceux de nôtre métier , qui n'aiment qu'à se nourrir de disputes , d'idées, de mots , de Livres, d'oüir dire , & de tant d'autres minuties : mais on m'a apris aussi à respecter les vrais Sçavans , à admirer ceux qui peuvent répandre des agrémens sur ce qu'ils écrivent , & à demander toûjours grace pour ma foiblesse.

Je vous la demande cette grace,
Madame; & je vous fupplie en fi-
niffant d'être convaincuë, qu'on ne
peut rien ajoûter au refpect vif &
profond avec lequel je ferai toute ma
vie,

MADAME,

Vôtre très-humble & très-
obéïffant Serviteur.

BORDEU JURQUE, Medecin-
Chirurgien.

*De Montpellier ce
1. Août 1746.*

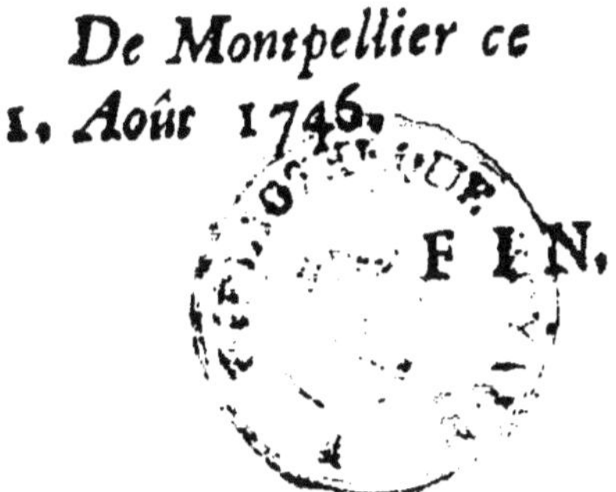

FIN.

TABLE

DES MATIERES.

TABLE DES MATIERES.

Fin de la Table.